CINCO RAZONES POR LAS QUE COMEMOS EN EXCESO

Cynthia G. Last

CINCO RAZONES POR LAS QUE COMEMOS EN EXCESO

Cómo desarrollar un plan de control de peso
a largo plazo que sea apropiado para ti

EDICIONES URANO
Argentina - Chile - Colombia - España
Estados Unidos - México - Venezuela

Título original: *The 5 Reasons Why We Overeat*
Editor original: Birch Lane Press (Carol Publishing Group), Nueva Jersey
Traducción: Luz Hernández

© 1999 *by* Cynthia G. Last
© de la traducción, 2000 *by* Luz Hernández
© 2000 *by* EDICIONES URANO, S. A.
    Aribau, 142, pral. - 08036 Barcelona
    info@edicionesurano.com

ISBN: 84-7953-361-7
Depósito legal: B. 45.108-2000

Fotocomposición: Ediciones Urano
Impreso por I. G. Puresa, S. A. - Girona, 206
08203 Sabadell (Barcelona)

Impreso en España - *Printed in Spain*

Índice

Índice

Advertencia

Este libro explora cuestiones médicas y pautas dietéticas. Ni la autora ni el editor asumen ninguna responsabilidad al respecto. Antes de empezar cualquier dieta de pérdida de peso o programa de ejercicios, consulte siempre a su médico.

Introducción:
Por qué una dieta no resulta conveniente para todos

A sus cuarenta y nueve años, Gail ha padecido exceso de peso durante más de treinta años. Ha visto imponerse y pasar de moda muchas dietas diferentes y ha probado la mayor parte de ellas: bajas en grasas, altas en proteínas, bajas en hidratos de carbono, la «dieta del pomelo», la «dieta de la col», la «dieta del agua», las dietas que llevan el nombre del médico que las diseñó, las que llevan el nombre de distintas ciudades...

Pero independientemente del método que utilice, Gail siempre recupera el peso que ha perdido. Por este motivo tiene tres tipos de vestuario: el que lleva cuando está delgada y la aguja de la balanza marca el extremo más bajo (talla 12), el que tiene que ponerse cuando está «llenita» y ha recuperado parte del peso que había perdido (talla 14), y el de cuando está gorda y ha recuperado todo lo que había adelgazado (talla 16).

Y aunque, en estos momentos, Gail tiene problemas para que le quepa la ropa que utiliza cuando está gorda, se niega a comprar nada más. No es capaz de enfrentarse al hecho de que, a pesar de todos sus esfuerzos, todavía pesa más que antes.

Pero el caso de Gail no es único. Millones de hombres y mujeres tienen una historia de pérdida de peso similar, con altos y bajos, cimas y valles. Para estas personas —y probablemente también para ti— el control permanente del peso, en el que se consigue y se mantiene el peso ideal, parece que es algo que las elude.

Quizá la parte más difícil de mi trabajo con las personas que sufren sobrepeso sea convencerlas de que concentrarse en lo que comen no es la solución a su problema.

La industria de los productos de régimen cuenta con una larga historia en lo que respecta a promocionar cambios en la dieta y en la nutrición como medio fundamental para perder peso. Y así, influidos por esta idea, la mayoría de nosotros hemos pasado de una dieta a otra, seguido religiosamente las modas y esperado un milagro: hallar el régimen especial que nos permitirá perder el exceso de peso y no volver a recuperarlo jamás.

Si no lo conseguimos con la dieta baja en grasas, tal vez lo hagamos con la dieta baja en hidratos de carbono. Y si la baja en hidratos de carbono no funciona, mejor decidirse por la alta en proteínas. Pero aunque algunas de estas dietas nos hayan ayudado a perder unos cuantos kilos, o incluso algo más, ninguna nos ha permitido mantenernos permanentemente en ese peso.

No existe la menor duda de que casi cualquier tipo de dieta baja en calorías nos ayuda a adelgazar. Por otra parte, las «circunstancias que rodean a la comida» en la actualidad deberían facilitar el seguimiento de un programa de pérdida de peso basado en una dieta baja en calorías. En los supermercados tenemos a nuestra disposición todo tipo de productos bajos en calorías, desde entrantes congelados a pasteles de chocolate, capaces de satisfacer incluso los antojos de los más ardientes adictos al cacao. La mayoría de los restaurantes, por su parte, también ofrecen platos bajos en calorías, y las personas que viajan con frecuencia hasta pueden solicitar que en los aviones les sirvan este tipo de comidas.

Ahora bien, a pesar de tantas comodidades modernas, como nación no estamos más delgados, sino más gruesos que nunca. De hecho, a excepción de unos pocos pueblos de las islas del Pacífico, los Estados Unidos albergan a la gente con mayores problemas de sobrepeso de la Tierra. Algunos expertos argumentan que quizá seamos la sociedad más gorda que haya existido jamás en la historia del mundo.

Las investigaciones científicas demuestran que sólo un pequeño porcentaje de los adultos con exceso de peso que intentan adelgazar mediante una dieta baja en calorías, consigue alcanzar su peso ideal. Además de estos decepcionantes resultados respecto a la pérdida de peso a corto plazo, a largo plazo las nuevas sobre el mantenimiento del peso perdido todavía resultan más desalentadoras: con el tiempo, las pocas personas que consiguen su objetivo recuperarán casi todas lo que habían perdido. En otras palabras, en la batalla contra la obesidad, la recaída es la norma y no la excepción.

Al parecer, somos incapaces de ceñirnos a una dieta baja en calorías a largo plazo. De un modo u otro, inevitablemente volvemos a nuestros viejos hábitos alimentarios, en algunas ocasiones con rapidez y en otras con mayor lentitud, pero lo hacemos. ¿Por qué no somos capaces, sencillamente, de comer menos?

Pese a que casi cualquier tipo de procedimiento alimentario que se base en el control de las calorías resultará exitoso para el control del peso, para que sea verdaderamente efectivo es necesario seguir el plan. Esta afirmación quizá parezca demasiado obvia y algo simplista; por desgracia, las razones por las que la gente tiene dificultades para limitar el consumo de comida durante un periodo largo de tiempo resultan, en realidad, bastante complejas. Existen otros factores, al margen de lo que comemos, que sabotean los esfuerzos que hacemos para perder peso. Estos factores son psicológicos y difieren según las personas.

Mientras nos sigamos concentrando en lo que comemos, en lugar de hacerlo en por qué lo comemos, continuaremos siendo una nación con sobrepeso. Para controlar nuestra alimentación y nuestro peso, debemos aceptar las verdaderas razones por las que comemos en exceso.

Si lo hacemos así, el sistema de la única dieta, efectiva para todos, dejará de tener sentido, y se reconocerá que el tratamiento para la sobrealimentación debe hacerse a medida y diseñarse específicamente para cada individuo; se necesitan distintos métodos para tratar a cada persona individualmente. Además, la naturaleza de los tratamientos debe ser psicológica y programarse para incidir de manera directa sobre los factores psicológicos específicos que originan dicha sobrealimentación.

El planteamiento de los tratamientos psicológicamente individualizados para la pérdida de peso, difiere drásticamente de la idea de que «un régimen es válido para todo el mundo», idea que ha dominado el campo de las dietas y la pérdida de peso durante casi un siglo. Además, esta manera de ver las cosas es la responsable de tu incapacidad actual para alcanzar un control de peso a largo plazo, ya que no sólo resulta imposible conseguir controlar el peso permanentemente mediante las dietas, sino que no existe un único método para perder peso que funcione para todas las personas.

Pero pese al hecho de que las «dietas milagrosas» a menudo son ilógicas o claramente peligrosas, este tipo de programas se han venido vendiendo muy bien. Observa las portadas de los libros más vendidos en la sección de dietética de cualquier librería. Los títulos dan a entender que podemos perder mucho peso en un periodo de tiempo ridículamente breve (por ejemplo, en pocos días), o que podemos comer toda la comida que queramos, y aun así, perder peso.

Como personas inteligentes sabemos que ninguna de estas afirmaciones es verdad. No es físicamente posible perder mucho peso en un periodo muy corto de tiempo, y tampoco lo es ingerir más calorías de las que necesita nuestro cuerpo y aun así perder peso, independientemente del tipo de comida que se coma. Pero pese a todo, compramos el libro aferrados a la esperanza de que esta será la dieta que resolverá nuestro problema de una vez por todas y para siempre.

Y, mientras tanto, la industria de los productos dietéticos consigue pingües beneficios a costa de nuestros fracasos. Un negocio que prospera por nuestra incapacidad de mantenernos delgados, ya que, después de conseguir bajar de peso, seguimos siendo ansiosos consumidores, de nuevo desesperados y dispuestos a probar otra vez (léase: comprar) la próxima cura milagrosa.

Yo era una de estas personas. Quería hallar ese algo mágico que me convertiría en un ser delgado para siempre. Pero al final fue la ciencia, y no la magia, la que me rescató.

MI HISTORIA

De algún modo supongo que fui afortunada. No me engordé hasta la adolescencia, así que me libré del ridículo y el tormento con que los niños de las escuelas primarias suelen martirizar a sus compañeros gordos. (Espero, retrospectivamente, no haber sido yo misma una de esas criaturas, aunque no lo podría asegurar.)

En el instituto nadie criticó mi apariencia de un modo abierto, pero sufrí de todos modos. Mi amor propio estaba por los suelos. Me odiaba a mí misma y me sentía consumida por la envidia; quería ser como las otras chicas, las delgadas y atractivas.

Pero independientemente de la dieta que probase, y créeme, las probé todas, no conseguía ningún éxito. Necesitaba comer, aunque no era capaz de explicar exactamente el porqué.

Cuando comprendí que mi apariencia no iba a ser nunca mi punto fuerte, calculé que, si quería tener éxito, lo mejor que podía hacer era desarrollar mi intelecto. Fui a la universidad y me especialicé en psicología. Me interesé en particular por la ciencia y la terapia de la conducta; tras dos años de estudio, desarrollé un programa de pérdida de peso para mí misma basado en estos principios científicos. Hoy, todavía son esos mismos principios los que conforman la base de mi método para perder peso.

Sorprendentemente, el programa funcionó y en seis meses me quedé delgada. Y cuando digo delgada, lo digo de verdad, ya que de la talla 11 pasé a la 5. Y no sólo perdí peso, sino que me mantuve en él. Veinte años más tarde, puedo decir con orgullo que, aunque ya no tengo la figura de una jovencita, la talla 6 me cabe a la perfección.

Por lo tanto, después de seguir este programa durante quince años, he decidido poner este método de pérdida de peso a tu disposición. Cuando utilices lo que dice este libro, en la comodidad e intimidad que te proporciona tu propio hogar, te convertirás en tu propio terapeuta. Aprenderás a identificar, a desafiar y a cambiar los factores psicológicos que te llevan a sobrealimentarte. Por medio de este método psicológico e individualizado, diseñado para evitar que comas en exceso, al final conseguirás el control de peso a largo plazo que has buscado durante tantos años.

REEMPLAZAR LA MITOLOGÍA POR LA PSICOLOGÍA

Los hechos cantan: las dietas no funcionan. Necesitamos plantear el control de peso de un modo enteramente distinto, que resuelva el problema por completo en lugar de aportar una mejoría corta y temporal.

El enfoque psicológico para tratar la excesiva ingestión de comida ofrece una solución a largo plazo para el control de peso permanente. Este enfoque se basa en tres principios esenciales, todos ellos enraizados en la ciencia de la conducta.

PRINCIPIO NÚMERO 1:

COMER EN EXCESO ES UN SÍNTOMA QUE TIENE UNAS CAUSAS PSICOLÓGICAS

Antes ya he hablado del escaso éxito que los métodos tradicionales para la pérdida de peso tienen a largo plazo. Aunque reducir el número de calorías, con ayuda de todos los productos bajos en calorías que hoy tenemos a nuestra disposición, nos hace adelgazar y nos mantiene delgados, a la larga no somos capaces de mantener esta propuesta.

El procedimiento de comer menos a fin de perder peso fracasa cuando se intenta controlar el peso a largo plazo, ya que se centra en los síntomas en lugar de hacerlo en los problemas fundamentales que *causan* esos síntomas. Es como utilizar una venda para resolver problemas: tal vez ofrezca una mejoría a corto plazo, pero casi nunca conduce a una curación a largo plazo.

Si la sobrealimentación es el punto central del cambio, como ocurre con todos los programas de pérdida de peso existentes, la pérdida de peso será casi siempre temporal. Como sucede con cualquier problema psicológico, si los síntomas del problema son tratados sin prestar atención a la causa que los origina, con el tiempo se repetirán.

Esto explica el «síndrome del yoyó», es decir, las repetidas fluctuaciones de peso que experimentan la mayoría de las personas que están a régimen constantemente. Las dietas que se centran en lo que comes nunca son efectivas para el control de peso a largo plazo, porque, para conseguir el cambio, apuntan al blanco equivocado. Y la ingestión exagerada de comida continúa porque no se ha tratado la causa que la origina.

Los profesionales de la industria de la salud son muy conscientes de la importancia de identificar y tratar las causas originarias de los síntomas. Mediante exámenes físicos y pruebas de laboratorio, deducen qué trastorno específico es el responsable de los síntomas manifestados, y entonces, prescriben un tratamiento en conformidad.

Tomemos por ejemplo un dolor de cabeza, un problema físico corriente que puede tener gran variedad de causas posibles. Un dolor de cabeza puede ser una manifestación de estrés o un síntoma que acompaña a la gripe, puede acontecer tras un golpe en la cabeza o tras una conmoción, o en las circunstancias más extremas, estar originado por un tumor u otra anormalidad en el cerebro. Dado que los dolores de cabeza pueden provenir de distintas causas, y que esas distintas causas requieren tratamientos diferentes, resulta de la mayor importancia identificar correctamente cuál es el factor responsable del síntoma.

Imagínate que los médicos no procediesen de este modo. Supón que tratasen a todos los pacientes que se quejasen de dolor de cabeza de la misma manera y que ignorasen la etiología de los síntomas. Si esto fuese así, muchas personas no responderían al tratamiento: algunas continuarían sufriendo dolor, y otras, las más gravemente enfermas, hasta podrían llegar a morir.

La sobrealimentación, como el dolor de cabeza, es un síntoma que refleja una patología implícita. Pero en el caso de aquellas personas que tienen un exceso de peso, la patología asociada a esa condición es, por lo general, psicológica.

Nos resulta muy fácil aceptar la posibilidad de que nuestro exceso de peso esté causado por un desorden médico. Muchos de nosotros hemos esperado que el problema en cuestión fuese el resultado de un metabolismo poco activo (hipotiroidismo) y que pudiese corregirse fácilmente con una medicación. Sin embargo, la realidad es que sólo un pequeño porcentaje de la gente con sobrepeso tiene problemas médicos que contribuyen de un modo significativo a que engorden. Para el resto, la inmensa mayoría, son los factores psicológicos implícitos los que los llevan a comer en exceso y a ganar peso.

En Charlotte podemos ver un ejemplo interesante de un síntoma físico de origen psicológico; Charlotte es una mujer casada de 55 años que tenía problemas para andar desde hacía quince. Después de numerosas pruebas y exámenes médicos, todos negativos, no se halló ninguna causa neurológica o médica que explicase su problema. Por eso me la enviaron a mí para que iniciase un tratamiento psicológico.

El matrimonio de Charlotte fue siempre un auténtico horror, pero aun así la asustaba abandonar a su marido y quedarse sola. Después de trabajar con ella, me pareció evidente que su incapacidad de andar estaba muy relacionada con el conflicto existente en su matrimonio. Sus síntomas tenían una función psicológica importante: resolvían su dilema sobre lo que debía hacer con su matrimonio porque, en las circunstancias actuales, se consideraba incapaz de abandonar a su marido ya que no podía andar.

En realidad, el verdadero problema de Charlotte eran los sentimientos de dependencia y de desamparo que la hacían permanecer en un matrimonio enfermo. Su problema para andar era tan sólo un síntoma, un reflejo, y de alguna manera, una solución a su conflicto psicológico (si no podía andar, no podía marcharse).

Si yo me hubiese concentrado en los problemas que Charlotte tenía para andar y hubiese ignorado su situación marital, le hubiese hecho una gran injusticia y ella no hubiese experimentado ninguna mejoría. Era necesario resolver las cuestiones psicológicas que originaban sus síntomas físicos a fin de que fuese capaz de andar por sí sola de nuevo.

Aunque comer en exceso y tener sobrepeso se consideren síntomas, son el reflejo de problemas psicológicos que deben ser atendidos. En ocasiones estos problemas son complejos, como en el caso de Charlotte, mientras que, en otras, se trata sencillamente de conductas improductivas y hábitos que se han aprendido y que deben desaprenderse.

La variedad de las causas psicológicas que conducen a comer en exceso nos lleva a nuestro siguiente principio.

PRINCIPIO NÚMERO 2:

LAS CAUSAS PSICOLÓGICAS QUE ORIGINAN LA SOBREALIMENTACIÓN SON DISTINTAS PARA CADA PERSONA

Comer sin sentir hambre física no es natural. Los animales salvajes sólo lo hacen en respuesta al hambre, y lo dejan cuando están saciados. Lo mismo vale para los recién nacidos, que comen sólo hasta que han recibido una cantidad adecuada de alimento. De la misma manera, si observas a las personas que son naturalmente delgadas, comprobarás que la mayoría de ellas siguen la misma regla que los animales y los recién nacidos: comen cuando tienen hambre, paran cuando están satisfechas.

Si comer en ausencia de hambre no es un comportamiento natural, ¿por qué hay tanta gente que lo hace? ¿Por qué la gente come cuando en realidad, en el verdadero sentido fisiológico de la palabra, no está hambrienta?

Muchas personas que comen en exceso dicen que el sabor es la razón por la que comen en demasía: la comida sabe demasiado bien para resistirse a ella. Pero lo cierto es que el sabor tiene un papel bastante pequeño en el desarrollo de la sobrealimentación. Más bien, como en muchos otros comportamientos adictivos, la ingestión exagerada de alimentos se desarrolla debido a los efectos físicos (neuroquímicos) y psicológicos que esta conducta nos produce. Comer provoca cambios bioquímicos concretos en el cuerpo que resultan agradables. Y a su vez, estos efectos físicos tienen unas consecuencias psicológicas poderosas.

En el tratamiento de la sobrealimentación, la primera línea de ataque suele ser la de reducir la cantidad de comida que ingerimos. Sin embargo, esta estrategia nunca funciona a largo plazo, porque ignora la función psicológica que esta alimentación exagerada tiene en nuestra vida.

Los factores psicológicos que precipitan y perpetúan el consumo exagerado de alimentos deben ser tomados en cuenta si se quiere adquirir un control permanente sobre lo que se come. El enfoque psicológico, al prestar atención a las razones por las cuales la gente come en exceso, es decir, a la función psicológica originaria de esta conducta, elimina las verdaderas causas de la sobrealimentación y conduce a un control de peso permanente.

¿Cuáles son los factores psicológicos que nos llevan a comer en exceso?

Muchas personas que tienen este problema utilizan la comida para disminuir los sentimientos asociados a las emociones desagradables. Pero aunque esta regla general es cierta en muchas de ellas, las emociones negativas particulares, que son el resorte de la sobrealimentación, son diferentes en todas ellas.

Hay quien come para animarse cuando se siente triste. Otros utilizan la comida para relajarse cuando están tensos. Algunos individuos con exceso de peso lo hacen para aumentar su nivel de energía cuando se sienten cansados, mientras que otros comen para distraerse cuando se aburren. También hay personas que emplean la comida como un medio para no pensar en sus problemas. Y otras que comen para estar ocupadas cuando se sienten incómodas o cohibidas en situaciones sociales. Y, por último, están los que utilizan la comida para intentar impulsarse o ayudarse a hacer algo que, en realidad, no quieren hacer.

En otras palabras, aunque muchos de nosotros nos esforzamos por cambiar nuestras emociones con la comida, los sentimientos específicamente negativos que experimentamos con frecuencia, y que resultan problemáticos para nuestro peso, discrepan.

Tomemos el ejemplo de Betty, que utiliza la comida a fin de reducir el estrés y la ansiedad; cuando está tensa o intranquila se acerca a la nevera para hallar alivio. Margaret, por el contrario, no es capaz de comer nada cuando está estresada (su estómago se resiente), pero no puede dejar de comer cuando está deprimida. Y Roberta es como ambas, Betty y Margaret, a la vez: come en exceso como respuesta a los sentimientos de ansiedad y de depresión.

Betty utiliza la comida como si fuese un tranquilizante, cuando se siente estresada; Margaret como un antidepresivo, cuando está deprimida, y Roberta lo hace por ambas razones.

Para complicar la cosa todavía más, muchas personas que comen en exceso tienen factores de conducta que contribuyen a su sobrealimentación. Si tuviésemos que hacer un cuadro de todas las combinaciones posibles de razones psicológicas que se esconden tras el consumo exagerado de alimentos, veríamos que existe una miríada de perfiles o tipos de personas que comen en exceso.

Dado que la gente difiere en el particular conjunto de emociones y de comportamientos que dan origen a este problema, el enfoque del tratamiento para superarlo también debe diferir. Esto nos conduce al principio número 3.

PRINCIPIO NÚMERO 3:

EL CONTROL PERMANENTE DEL PESO SE CONSIGUE MEDIANTE LA UTILIZACIÓN DE MÉTODOS DE TRATAMIENTO PSICOLÓGICOS QUE SE CORRESPONDEN DIRECTAMENTE CON LAS CAUSAS ESPECÍFICAS QUE ORIGINAN EL PROBLEMA EN CADA INDIVIDUO

Como la sobrealimentación es un síntoma que refleja factores psicológicos que no han sido atendidos, nos resultará imposible comer menos durante un periodo prolongado de tiempo hasta que eliminemos las causas psicológicas que provocan esta conducta.

Para manejar con éxito los factores psicológicos que originan este desorden en la alimentación, necesitamos utilizar métodos de tratamiento psicológicos. Pero, ¿qué es un tratamiento psicológico? Tu respuesta inmediata a este término quizá sea imaginarte un despacho, débilmente iluminado, en el que un señor algo mayor (tal vez con barba) sentado tras su escritorio, con bolígrafo y papel, atiende a un paciente reclinado en un diván y de espaldas a él. Aunque esta imagen sea un reflejo fiel de la terapia psicoanalítica tradicional, no representa los tipos de procedimientos que hoy utilizan comúnmente la mayoría de psicólogos.

En la actualidad, el punto central del tratamiento psicológico se basa en enseñar a la gente las destrezas específicas que puede utilizar para mejorar su vida. Además, las técnicas deben resistir el escrutinio científico, igual que ocurre con los tratamientos médicos.

Cuando hablo de utilizar procedimientos psicológicos para tratar los problemas de sobrealimentación, me refiero a ese tipo de técnicas de autoayuda. No existe ninguna magia ni misterio en estos métodos. Se trata de unas habilidades adquiridas que casi cualquier persona es capaz de comprender y aprender con facilidad. Las destrezas científicas de autoayuda que se utilicen deben relacionarse directamente con los factores psicológicos que conducen a la sobrealimentación de cada persona en particular. En otras palabras, el tratamiento debe corresponderse con el problema, y por lo tanto su enfoque debe ser individualizado.

Esta orientación es muy distinta a otros procedimientos para perder peso. La mayoría de las dietas y de los programas de control de peso mantienen que su método particular es el único medio adecuado para combatir la obesidad. La noción inherente a este enfoque es que todas las personas con exceso de peso están gruesas por la misma razón y que, por consiguiente, responderán de forma similar y con éxito al mismo y único método de tratamiento. Pero, sencillamente, éste no es el caso.

Hace poco tiempo recibí una llamada telefónica de Harry, un paciente al que había tratado hace ahora nueve años. Harry comía en exceso por ansiedad. Utilizaba la comida para reducir el estrés y para relajarse. Cuando le vi por primera vez, estaba muy grueso. Por otro lado supe que, además de su problema de peso, atravesaba por un momento de dificultades tanto en el trabajo como en su matrimonio.

Entonces, Harry y yo nos pusimos a trabajar con unas técnicas psicológicas específicamente diseñadas para reducir el estrés y la ansiedad. Cuando fue capaz de utilizar estas nuevas destrezas con éxito, empezó a perder peso. Como ya no necesitó usar la comida para relajarse, esa conducta suya tan improductiva desapareció. Y para postres, como su ansiedad también había tenido consecuencias negativas en su matrimonio y su empleo, experimentó a la vez cambios radicales en ambos campos.

En la actualidad, Harry sigue estando delgado, mantiene una magnífica relación con su mujer y tiene un gran éxito en la dirección de su propio negocio. Es un ejemplo excelente de los múltiples efectos positivos que es posible experimentar cuando se trata el problema psicológico que da origen a la sobrealimentación, en lugar de tratar la ingestión exagerada de comida en sí misma. Su ansiedad tenía un papel negativo en muchas áreas de su vida, como su peso, su matrimonio y su trabajo. Por lo tanto, una vez eliminada, experimentó una mejoría en todas ellas.

Aunque las personas que comen en exceso como Harry necesitan aprender técnicas de reducción del estrés a fin de superar sus problemas de ansiedad, también hay tratamientos apropiados para resolver problemas de sobrealimentación en otro tipo de personas.

Veamos unos cuantos ejemplos más: Nancy comía en exceso para no pensar en su fracaso matrimonial. Aprendió a afrontar y resolver sus problemas maritales y perdió más de 13 kilos. Susan utilizaba la comida como un entretenimiento. Aprendió a disfrutar de otras actividades y perdió 11 kilos. Beverly comía para combatir la depresión. Aprendió a mejorar su ánimo sin utilizar la comida y perdió 27 kilos. Matt se sobrealimentaba para no pensar en un trabajo que no le permitía realizarse. Cuando tomó el control de su vida y cambió su posición, perdió 10 kilos. Barbara tomaba tentempiés a fin de aumentar su nivel de energía. Cuando se enfrentó a su aburrimiento y a su cansancio, perdió 7 kilos.

Años más tarde, todas estas personas todavía siguen estando delgadas, ya que cuando identificaron los problemas psicológicos específicos que las llevaban a comer en exceso, y después aplicaron los métodos de tratamiento psicológico adecuados, finalmente lograron triunfar donde antes habían fracasado.

EL PRIMER PASO

A fin de disfrutar de un control de tu peso para toda la vida, lo que tienes que hacer, en primer lugar, es abandonar algunas de las creencias e ideas que has mantenido durante mucho tiempo y que obstaculizan tu camino. Deja de considerar que comer en exceso es el *problema* y empieza a comprender que es un *síntoma* de otro problema. Deja de contar las calorías y los gramos de grasa y céntrate en los factores psicológicos, tanto emocionales como de conducta, que te llevan a comer exageradamente. Es necesario que dejes de medir tu progreso por lo que te dice la balanza (al menos por el momento) y que, en lugar de ello, te concentres en el desarrollo y la práctica de nuevas destrezas. Así, al dirigir tu atención a los factores psicológicos que te llevan a comer en demasía, perderás peso. Y lo que aún es más importante, mantendrás tu nuevo peso porque habrás eliminado para siempre los problemas originarios que te hacían sobrealimentarte.

El programa en el que estás a punto de embarcarte no es una dieta. No te ofrece comidas especiales, ni menús que hay que seguir, ni tampoco recetas que probar. Pero sí que tiene todas las herramientas psicológicas que necesitas para identificar y tratar las causas originarias de tu problema de peso.

Estás a punto de empezar un viaje que alterará de forma permanente tu peso y cambiará tu vida. Da igual que tengas que perder 5 kilos o 50, este programa te capacitará para alcanzar tu objetivo. Experimentarás, como cientos de personas más, la alegría y la libertad que se siente cuando se superan las conductas y emociones destructivas y se obtiene el control permanente de tu lo que se pesa y la vida que se lleva.

Juntos pondremos fin al en apariencia inacabable ciclo de pérdida y recuperación de peso y convertiremos la frustración y la desesperanza en victoria y alegría. ¡Ahora es el momento!

1

Identificar el problema:
Cómo, qué o por qué comes

Cuando Margie acudió por primera vez a mi consulta pesaba 73 kilos y medio. No buscaba un tratamiento para su problema de peso: creía que había heredado unos genes de mala calidad y que siempre sería así. Venía, pues, para resolver los sentimientos de tristeza que la embargaban de forma intermitente desde la infancia.

El día que la conocí, vi claramente que sus episodios depresivos estaban causados por la imagen pobre que tenía de sí misma. Trabajamos juntas durante unos seis meses, construimos su autoestima utilizando una variedad de técnicas psicológicas, y por primera vez en su vida, empezó a sentirse bien con su persona y desarrolló una actitud optimista hacia la vida. Además, comprobó sorprendida que, a medida que su tristeza se disipaba, comía menos y perdía peso.

¿Por qué perdió peso? Porque la verdadera causa que la hacía comer en exceso había desaparecido.

Tal como he dicho en la Introducción, aunque el método de reducir las calorías para perder peso puede ayudar a la gente a adelgazar, en raras ocasiones produce un control de peso a largo plazo. Las dietas fracasan porque se centran en el síntoma de la alimentación exagerada en lugar de hacerlo en los factores psicológicos que originan el problema y sustentan este tipo de conducta. Cuando se tratan los factores psicológicos que provocan la sobrealimentación, se pierde peso, un peso que no se vuelve a recuperar, como le sucedió a Margie.

Los factores psicológicos que provocan la sobrealimentación

se dividen en tres categorías: *cómo*, *qué* y *por qué*. Los que pertenecen al *cómo* incluyen conductas alimentarias y hábitos que favorecen la sobrealimentación (*cómo* come la gente). Los que pertenecen al *qué* abarcan la selección de la comida (*qué* come la gente). Y finalmente, los factores comprendidos en el *por qué* son los activadores emocionales que provocan la sobrealimentación (*por qué* come la gente).

Para perder peso, y no volver a recuperarlo, debes tratar la causa individual de tu problema de peso. Si tienes un exceso de peso cuya causa es *por qué* comes, centrarte en *cómo* o *qué* comes no te será de mucha ayuda. Del mismo modo, si te sobrealimentas debido a una manera problemática de comer —es decir, *cómo* comes—, tratar los factores que pertenecen al *qué* o al *por qué*, te resultará improductivo.

De modo que empecemos con el primer paso hacia el control permanente del peso: identificar las causas que pertenecen al *cómo*, el *qué* y el *por qué* comes en exceso.

TU PERFIL ALIMENTARIO

El diagnóstico es el procedimiento que se utiliza habitualmente, tanto en medicina como en psicología, para identificar y clasificar los problemas. Mientras que en medicina existen pruebas físicas y de laboratorio para llegar a un diagnóstico, para los problemas psicológicos no hay ni análisis de sangre ni rayos X. En el campo de la salud mental, los diagnósticos suelen basarse en la información que aporta la persona que busca un tratamiento.

Para identificar y diagnosticar los factores psicológicos que provocan la sobrealimentación, es necesario que reveles información detallada sobre los rasgos de tu personalidad y tu forma de alimentarte. El Cuestionario del Perfil de Alimentación (CPA) fue diseñado para ayudarte a realizar esta tarea. Explora las características de tu personalidad y tu comportamiento frente a la comida. El CPA, elaborado a partir de las entrevistas y los tratamientos de cientos de personas con problemas de peso, se creó con el fin de diagnosticar las cinco causas más comunes por las que la gente come en exceso. Te proporcionará la información que necesitas para deducir las razones que se hallan tras tu problema de peso.

Rellenar este cuestionario no te llevará más de diez minutos. Sé preciso y sincero con tus respuestas: necesitas evaluarte objetivamente a ti mismo si quieres obtener un diagnóstico correcto, para después poder tratar con éxito tu problema de peso.

El Cuestionario del Perfil de Alimentación (CPA)

	Sí	No
1. ¿Comes de pie a menudo?	✓	
2. ¿Te resulta difícil recordar todo lo que has comido hoy o comiste ayer?		✓
3. ¿Comes a menudo entre horas?	✓	
4. ¿Sueles acabar de comer antes que los demás?	✓	
5. ¿Comes con frecuencia sin utilizar platos u otros utensilios?		✓
6. ¿A menudo realizas otras actividades mientras comes?	✓	
7. ¿Es la calidad de la comida más importante que la cantidad?		✓
8. ¿Tienes tendencia a comer despacio?		✓
9. ¿Disfrutas probando distintos tipos de comida?	✓	
10. ¿Te gusta la comida rica en grasas y en azúcares?	✓	
11. ¿Rechazas la comida que no es apetitosa?	✓	✓
12. ¿Comer es uno de tus grandes placeres?	✓	
13. ¿Eres una persona nerviosa o muy sensible?	✓	
14. ¿Te tomas tentempiés con frecuencia cuando estás tenso o nervioso?	✓	
15. ¿Te resulta difícil resistirte a comer algo que tienes justo delante de ti?	✓	
16. ¿Te resulta difícil relajarte?	✓	
17. ¿Con frecuencia el acto de comer te resulta más importante que lo que comes?	✓	
18. ¿Eres una persona dada a preocuparse?	✓	
19. ¿Te resulta difícil expresar tus convicciones?		✓
20. ¿Tienes sueños que te perturban?		✓
21. ¿Comes a menudo para no pensar en cosas que te perturban?		✓

22. ¿Te resulta difícil en algunas ocasiones identificar
   tus sentimientos?
23. ¿Tienes problemas que parecen insuperables?
24. ¿Eres una persona que siempre complace
   a los demás?
25. ¿Hay algún alimento que te hace sentirte bien?
26. ¿Te provoca la comida una subida o
   una exaltación inicial?
27. ¿Te sientes con frecuencia triste, aburrido
   o deprimido?
28. ¿Te haces a menudo obsequios de comida?
29. ¿Tienes una opinión excesivamente crítica
   de ti mismo?
30. ¿Te falta energía o entusiasmo?

Ahora que ya has completado el cuestionario del CPA, ha llegado el momento de puntuarlo. Utiliza el sistema de puntuación que hallarás más abajo para ver cuál de los cinco perfiles de alimentación es el que te corresponde.

Preguntas 1 a 6: si has contestado «sí» a cuatro o más de estas preguntas, eres un comedor impulsivo.
Preguntas 7 a 12: si has contestado «sí» a cuatro o más de estas preguntas, eres un comedor hedonista.
Preguntas 13 a 18: si has contestado «sí» a cuatro o más de estas preguntas, eres un comedor reductor de estrés.
Preguntas 19 a 24: si has contestado «sí» a cuatro o más de estas preguntas, eres un comedor evasivo.
Preguntas 25 a 30: si has contestado «sí» a cuatro o más de estas preguntas, eres un comedor vigorizador.

Una buena idea es que alguien que te conozca bien (tu cónyuge, un amigo íntimo o un familiar) complete el CPA como si tratase de describirte, a fin de que sus respuestas te sirvan como un test objetivo frente a tus propias percepciones. En ocasiones cuesta verse tal y como uno es en realidad; es difícil ser objetivo con las propias imperfecciones. Si descubres que existen discrepancias entre tus respuestas y las de la otra persona, concédete un tiempo para reconsiderarlas. Tal vez quieras observarte a ti mismo durante unos días y tomar nota de los aspectos relacionados con las áreas que abarca el CPA. Después, completa el cuestionario de nuevo, utilizando esta vez la información que has obtenido mediante tu propia observación.

Los perfiles de alimentación —el comedor impulsivo, el hedonista, el reductor de estrés, el evasivo y el vigorizador— son descripciones taquigráficas de las causas que te llevan a comer en exceso. Aunque el nombre que se le ha otorgado a cada perfil no es más que una etiqueta, contiene mucha información sobre la personalidad de cada uno y su comportamiento frente a la comida.

Ahora veamos qué significa cada categoría y de qué modo se relaciona contigo.

EL COMEDOR IMPULSIVO: DEMASIADO OCUPADO PARA PRESTAR ATENCIÓN A LA COMIDA

Im-pulso: un apremio espontáneo y súbito de actuar.
Diccionario Webster

Los comedores impulsivos —personas con un alto nivel de energía y orientadas hacia la acción— son divertidos, cariñosos y optimistas. Tienen muchos intereses y no toleran el aburrimiento.

Quizá porque están demasiado ocupados persiguiendo la vida, los comedores impulsivos no prestan suficiente atención al acto de comer. Casi siempre hacen alguna otra cosa mientras comen: hablan por teléfono, se dedican al papeleo rutinario o miran la televisión. Como tienen prisa, ingieren apresuradamente comida rápida o que tiene un aspecto apetitoso sin pensar en las consecuencias. Tragan más que comen, sin concentrarse en el sabor o la textura de la comida.

Por su manera de comer, los comedores impulsivos acaban por consumir demasiadas calorías, demasiada comida, y ganan peso.

Echemos una ojeada a algunos ejemplos de la vida real:

Ann, de cuarenta años, ha tenido exceso de peso durante la mayor parte de su vida adulta. Es una persona que suele alcanzar grandes logros y que destina la mayor parte de su tiempo a la oficina o a sus muchos proyectos. Casi siempre está en movimiento y pocas veces se toma tiempo para sentarse con comodidad y relajarse.

Aunque en general es una persona feliz, en la vida de Ann hay una circunstancia que le causa aflicción: su peso. Empezó a ganar unos kilos de más en la universidad y, desde entonces, no ha dejado de hacerlo. Durante los últimos años ha cargado con 20 kilos de más, y aunque ha perdido peso unas cuantas veces, al cabo de unos pocos meses lo vuelve a recuperar.

La primera vez que vi a Ann me expresó confusión respecto a su sobrepeso: «En realidad no como mucho...¡No sé por qué peso tanto!».

Cuando Ann completó el CPA se vio claramente la razón de su exceso de peso: era una comedora impulsiva.

Ann tiene algunos hábitos de alimentación realmente malos. A menudo come mientras está ocupada, ya sea en el coche, mientras trabaja en un proyecto en su oficina o entre horas. Come con una rapidez extrema y siempre suele ser la primera en acabar. Con frecuencia lo hace de pie, sin plato ni cubiertos, toma tentempiés sin cesar y no es particularmente exigente con lo que ingiere.

Como no presta atención al acto de comer, le cuesta recordar con exactitud lo que consume en un día determinado. Cuando le pregunté qué había desayunado aquella mañana, me dijo que huevos revueltos y zumo de naranja. Pero, cuando le hice a su marido la misma pregunta, me enteré de que también se había tomado las tres lonchas de beicon y las dos tostadas con mantequilla que habían dejado en el plato los niños.

Ann no es consciente de todo lo que come porque la comida no desempeña un papel principal en su vida. Aunque a simple vista pueda parecer que esto no debería causar un problema de peso, consideremos los hechos.

No tiene un horario fijo para comer. Siempre lo deja para cuando haya un hueco en su ocupado programa y come rápidamente, sin interesarse por la calidad de lo que ingiere. Y como el momento de practicar esta «actividad» no es precisamente lo que se podría decir una ocasión memorable, después le cuesta recordar qué ha comido, aunque sólo hayan transcurrido unas cuantas horas.

Al igual que Ann, Dee, una joven madre que se pasa el día en casa al cuidado de sus dos hijos pequeños, también come de manera desordenada. La mayor parte de su comidas las realiza de pie frente a la nevera abierta. Y, además, aparte de lo que cocina para ella y su marido, se acaba todos los restos que quedan en los platos de los niños. Dada la continua actividad que le exige el cuidado de sus hijos, no entiende por qué tiene exceso de peso.

Ann y Dee experimentan el mismo problema. Sus hábitos de alimentación las hacen comer en exceso y ganar peso. El comedor impulsivo se caracteriza por:

• Comer rápidamente
• Comer mientras realiza otra actividad
• Tener dificultades para recordar todo lo que ha comido
• Comer en lugares que no debería (en el sofá, en el coche, de pie)
• Comer entre horas
• Comer con las manos (sin utilizar el plato ni los cubiertos)
• No ser muy exigente con el tipo de comida que ingiere

A pesar de sus problemas de peso, los comedores impulsivos tienen tendencia a sentirse felices. Suelen ser activos, intensos, y disfrutan de las cosas que hacen. Son individuos que persiguen sus objetivos y que le sacan partido a la vida.

Si eres un comedor impulsivo, estás en buena compañía. Es una de las razones más comunes de sobrepeso y la comparten millones de hombres y mujeres.

La buena nueva es que la solución para acabar con esta manera de comer es fácil. Con técnicas y prácticas adecuadas, los comedores impulsivos cambian sus hábitos alimentarios sin dificultad. Y, una vez que lo consiguen, se deshacen de la grasa y disfrutan de su nueva y delgada naturaleza.

En resumen: el exceso de peso de los comedores impulsivos se debe a su modo de comer.

Ahora vayamos al comedor hedonista, cuyo problema es totalmente distinto.

EL HEDONISTA: EL PLACER DE COMER

> *Hedonismo: doctrina según la cual el placer*
> *es el mayor bien de la vida.*
> Diccionario Webster

Los hedonistas son personas comunicativas y audaces. Siempre buscan pasárselo bien, y por lo general, lo consiguen. Experimentan las alegrías de la vida al máximo y se conceden tiempo para oler las rosas.

Para los hedonistas la búsqueda del placer se hace extensible a la comida. El acto mismo de comer les aporta una inmensa satisfacción y prestan una profunda atención a la textura, el olor y el sabor de todo aquello que comen. Comer es una experiencia importante que se lleva a cabo lentamente y a la que se le confiere un interés absoluto.

Al buscar placer en la comida, los hedonistas consumen demasiadas calorías y ganan peso. Su problema se basa en la selección de la comida.

Aquí presento algunos casos reales con los que me he topado en mi ejercicio profesional:

A Susan le encanta comer. Le produce un gran placer, y por ello, considera que las horas de la comida son un acontecimiento de suma importancia. Recuerda cada bocado que ha ingerido, también sus platos favoritos, y se pasa mucho tiempo hablando de ellos.

Contrariamente al comedor impulsivo, Susan siempre se sienta cuando come, lo hace despacio y utiliza los utensilios apropiados. Nunca come mientras lleva a cabo otras tareas o ante la nevera abierta.

Es una gastrónoma *amateur* cuya afición favorita es meterse en la cocina para probar nuevas recetas. Disfruta cuando experimenta con distintas recetas, y lo que más le gusta es inventarse nuevas salsas para los entrantes. Con frecuencia tiene invitados en casa, aunque también le gusta salir a comer fuera. Es audaz a la hora de escoger la comida y probará casi cualquier plato al menos una vez. Sin embargo, si la comida no le parece apetitosa, la rechaza.

Susan tiene un sobrepeso de 11 kilos porque es una comedora hedonista. Su puntuación en el CPA demuestra que la fuente de su exceso de peso es el placer que le proporciona comer. La comida tiene un papel demasiado importante en su vida, ya que comer es su vida. Aunque tiene buenos hábitos de alimentación —se sienta para comer, no pica demasiado entre horas, come despacio—, su preocupación por la comida es la que lo plantea el problema.

Darlene, al igual que Susan, también es una comedora hedonista. Tiene 60 años, su marido ya está jubilado y sus hijos son mayores e independientes. Como no tiene la pretensión de convertirse en una gran cocinera, suele cenar fuera con su marido casi todas las noches. Le encanta ir probando nuevos restaurantes, y en particular le complacen aquellos que ofrecen un menú de precio fijo con distintos platos para escoger. Los postres, sobre todo los de chocolate, son su mayor pasión. Sin embargo, pese a que es una afanosa jugadora de tenis y a que suele acudir a un gimnasio cinco días a la semana, aún tiene un sobrepeso de 13 kilos.

Susan y Darlene sufren exceso de peso por la selección que hacen de la comida: qué comen. Se sienten atraídas por las comidas hipercalóricas, por su sabor y su facultad de generar placer. El comedor hedonista se caracteriza por:

- Comer despacio
- Esperar las comidas con ilusión
- Recordar con exactitud lo que ha comido
- Gustarle hablar acerca de la comida
- Dar más importancia a la calidad de la comida que a la cantidad
- Rechazar la comida que no es sabrosa
- Encantarle cocinar o comer fuera
- Consumir una gran cantidad de comidas de alto contenido en grasas y azúcares

Aunque se preocupan por su peso, los hedonistas suelen ser personas muy alegres y divertidas. Optimistas y entusiastas, siempre desean probar nuevas cosas e ir a nuevos lugares.

Si eres un hedonista, no te preocupes excesivamente: a la mayoría de las personas les resulta placentero comer. Pero a la hora de perder peso y permanecer delgados, los hedonistas deben establecer algunos cambios en su dieta y desarrollar una nueva perspectiva hacia la comida. Una vez hecho esto, ¡pierden los kilos y no los recuperan!

Los hedonistas tienen un exceso de peso por lo que comen: alimentos hipercalóricos.

Los siguientes tipos de personas con problemas de sobrealimentación —el reductor de estrés, el evasivo y el vigorizador— presentan todos los factores que conducen a la sobrealimentación y que pertenecen a la categoría del por qué. No obstante, las situaciones y emociones individuales que originan el problema son diferentes para cada uno.

EL REDUCTOR DE ESTRÉS:
UTILIZAR LA COMIDA PARA RELAJARSE

> *Estrés: un factor que provoca tensión física o mental.*
> Diccionario Webster

Los reductores de estrés son seres humanos sensibles e imaginativos. Tienen un gran empuje, y cuando canalizan sus energías para alcanzar sus objetivos, son enormemente productivos y triunfadores.

Por desgracia, los sentimientos contenidos que los conducen a grandes logros son los mismos que los llevan a comer en exceso. Los reductores de estrés han adoptado la mala costumbre de utilizar la comida para reducir la tensión. Al comer en respuesta al estrés y utilizar la comida para relajarse, lo hacen en demasía y engordan.

Aunque a Sherry, una mujer joven, nerviosa y emocional, las cosas le iban bien en la vida —su negocio de arte florecía y estaba comprometida para casarse con un joven maravilloso—, tenía los nervios de punta la mayor parte del tiempo y le costaba mucho relajarse.

Siempre había sido muy nerviosa. Su madre recordaba que, desde bebé, era propensa a los cólicos. De niña sentía temor ante las situaciones nuevas, como cortarse el pelo por primera vez, empezar el colegio o quedarse a dormir en casa de otros niños. A medida que se hizo mayor desarrolló nuevas ansiedades sobre su persona, sus relaciones con los demás y su trabajo.

Sherry presentaba muchos hábitos nerviosos. Jugaba con su cabello, se mordía las uñas y le costaba estarse sentada quieta. Su mente siempre estaba activa y se preocupaba por el pasado, el presente y el futuro. Era una persona dada a la preocupación.

Cuando comía, tenía dificultades para detenerse. La idea de sentirse llena le resultaba ajena, no sabía qué significaba. Estaba más pendiente de las actividades ligadas al acto de comer —masticar y tragar— que al efecto que la comida hacía en su estómago. Cuando la vi por primera vez me dijo que era incapaz de ejercer un control: «Es como si fuera compulsiva o algo así...; al parecer no puedo dejar de comer».

Tal como indicó su puntuación en el CPA, Sherry utilizaba la comida a fin de reducir el estrés y relajarse. Era una comedora reductora de estrés. Sus preocupaciones y sus miedos la llevaban hasta la nevera, y una vez allí, era incapaz de dejar de comer. Utilizaba la comida como otra persona podría utilizar un tranquilizante o un sedante, y con ella intentaba eliminar los síntomas de la ansiedad, las preocupaciones, los miedos y la tensión en su cuerpo.

Phil, un inversor de propiedades inmobiliarias, tenía mucho en común con Sherry. Alcohólico en proceso de recuperación, comía para relajarse desde que dejó la bebida. Los días laborables, visitaba con frecuencia la máquina expendedora que había en el vestíbulo de su oficina para comprarse refrigerios. Y por la noche, intentaba relajarse comiendo delante de la televisión.

El reductor de estrés, como Sherry y Phil, se caracteriza por:

• Ser nervioso o muy sensible
• Preocuparse mucho por las cosas
• Tener dificultades para relajarse
• Comer con rapidez
• Ser miedoso
• Comer con frecuencia en lugares no destinados a ello (ante la nevera abierta)
• Comer más cuando el estrés aumenta

Además de ser personas que comen en exceso, algunos reductores de estrés tienen problemas con el alcohol o el tabaco. Hacen uso de estas sustancias, aparte de la comida, para calmar sus alterados nervios. Dado que su ingestión de comida se relaciona con el estrés, los reductores de estrés a menudo pierden peso cuando se van de vacaciones y están lejos de las presiones de la vida diaria.

Creativos y energéticos, los reductores de estrés tienen la capacidad de alcanzar grandes logros. Siempre que centran sus energías en un proyecto consiguen importantes éxitos. Por sus rasgos de carácter, cuando están motivados, es imposible impedirles que consigan su objetivo. Si este es tu perfil, y quieres controlar permanentemente tu peso, seguro que lo conseguirás. Si aprendes a eliminar la ansiedad sin recurrir a la comida, llegarás al lugar en el que quieres estar.

Los reductores de estrés tienen un exceso de peso porque comen para eliminar la ansiedad.

El siguiente tipo de comedor, el evasivo, también sufre de sobrepeso a causa de los activadores emocionales. Sin embargo, en este caso, dichos activadores no son tan fáciles de observar.

EL EVASIVO: ESCAPARSE DE LOS PROBLEMAS DE LA VIDA A TRAVÉS DE LA COMIDA

> *Evitar: apartarse; esquivar.*
> Diccionario Webster

Los evasivos son personas afectuosas y compasivas. Sensibles a los sentimientos de los demás, no le harían daño ni a una mosca. Conservan a sus amigos durante toda su vida y éstos saben que pueden contar con ellos para casi cualquier cosa.

Aunque las personas evasivas son muy receptivas y les gusta ayudar a la gente, les resulta difícil manejar sus propios problemas. En lugar de enfrentarse a sus dificultades y resolverlas, intentan olvidarlas a través de la comida. Los evasivos comen en exceso para escaparse de los problemas de la vida. Ésta es la razón de su sobrepeso.

Veamos dos ejemplos de la vida real:

Phyllis tenía problemas en su matrimonio. Su marido la engañaba desde hacía años. Ella había permanecido a su lado por el bien de los niños, pero ahora que ya eran mayores y se habían marchado de casa, le resultaba imposible justificar el hecho de seguir con él.

Siempre había sido algo tímida. Le costaba mucho decir lo que pensaba por miedo a herir o molestar a los demás. Anteponía las necesidades ajenas a las propias, y no se había detenido demasiado a pensar en quién era o qué era lo que quería de la vida.

Pero a pesar de sus problemas, tenía muchos amigos, intereses y aficiones. Había llenado el vacío creado por un marido ausente con otros propósitos.

Muchas noches se despertaba con terribles pesadillas. En esas ocasiones, se dirigía enseguida a la cocina para comer algo, y, de este modo, intentaba olvidarse de sus sueños. No obstante, estos frecuentes viajes a la nevera la habían hecho engordar bastante.

La primera vez que la vi, me dijo que su actitud hacia los problemas era ignorarlos para que desapareciesen. Pero, hasta ahora, los problemas no habían desaparecido, y mientras esperaba que se desvanecieran, tenía pesadillas y comía en exceso. Su puntuación del CPA reveló un perfil evasivo.

Se sobrealimentaba para evitar enfrentarse a los problemas de la vida. Y, en lugar de resolverlos, esperaba pasivamente a que algo cambiara, mientras sofocaba sus pensamientos y sus sentimientos con comida.

Janet también tenía un perfil evasivo. Era profesora universitaria y se sentía infeliz en el trabajo. Cobraba un buen salario y sus beneficios eran excelentes, pero el puesto ya no le resultaba interesante porque llevaba años impartiendo las mismas clases. Pero como el sueldo era bueno y los beneficios también, le costaba justificar el abandono de su trabajo. A veces, pensaba en probar algo nuevo, pero de inmediato apartaba estos pensamientos de su mente. La idea del cambio le resultaba demasiado abrumadora.

Janet, al igual que Phyllis, había tenido exceso de peso durante años, ya que en vez de resolver su problema, lo apartaba con la comida.

El comedor evasivo se caracteriza por:

• Tener dificultades para identificar sus sentimientos
• Tener dificultades para ser autoafirmativo
• Anteponer las necesidades de los demás a las propias
• Ignorar los problemas con la esperanza de que desaparezcan

- Tener pesadillas perturbadoras
- Comer para no pensar en los problemas
- Comer más cuando los problemas se agudizan
- Comer en lugares no destinados para ello (en el sofá, de pie)

La mayoría de personas con un perfil evasivo son mujeres. Aunque no esté claro que la causa sea la predisposición genética, el entorno, la educación o una combinación de todos estos factores, las mujeres tienen mayor tendencia que los hombres a adoptar una actitud pasiva frente a las dificultades y a anteponer los deseos de los demás a los suyos .

En un intento por reprimir sus pensamientos y sus sentimientos, los evasivos, al igual que los reductores de estrés, pueden caer en el alcoholismo.

Aunque, como todas las personas, tienen sus propios defectos, también poseen grandes cualidades. Las personas evasivas son a menudo solícitas, sensibles, y se preocupan mucho por los demás. Suelen ser amigos muy leales que te darían hasta el último céntimo.

Si eres una persona evasiva, puedes aprender a afrontar y resolver tus problemas. Aunque te costará algo de trabajo, el beneficio te resultará increíble. No sólo conseguirás controlar tu peso, sino tu vida entera.

Los evasivos tienen un problema de sobrepeso porque comen para evitar enfrentarse a sus problemas.

El último tipo de personalidad que se sobrealimenta es el vigorizador. Veamos cuál es la emoción problemática en este caso.

EL VIGORIZADOR: UTILIZAR LA COMIDA COMO UN ESTIMULANTE

Vigorizar: fortalecer el cuerpo o la mente
con la finalidad de realizar cosas.
Diccionario Webster

Los vigorizadores son personas inteligentes y racionales que contemplan las cosas desde el nivel más profundo. Suelen tomarse seriamente todo lo que hacen, y por lo general, muestran una precisión y una atención minuciosas.

Quizá por su profundidad y su perfeccionismo, los vigorizadores se sienten fácilmente insatisfechos, tristes, aburridos o cansados. Y cuando se encuentran en ese estado, utilizan la comida como un estimulante.

Pero siempre que comen para sentirse mejor, se sobrealimentan y ganan peso.

Veamos los siguientes ejemplos:

Rhonda era infeliz. Se había pasado la mayor parte de su vida adulta hostigada por la tristeza y por una sensación de vacío. La depresión le venía de familia y daba por sentado que no había nada que hacer al respecto.

Aunque tenía éxito en su propio negocio, ella pensaba que era una fracasada. Era exageradamente crítica consigo misma y pensaba que no le gustaba a la gente. Casi siempre se sentía cansada y carecía de entusiasmo.

Así que comía para estimularse. Se sentía bien mientras lo hacía, pero al poco rato, estaba peor que antes, sintiéndose culpable y llena de odio hacia sí misma. El intento de mejorar su ánimo con ayuda de la comida le producía el efecto contrario, y acababa todavía más deprimida.

Rhonda sabía por qué estaba gruesa. Su puntuación en el CPA confirmó lo que ella ya sospechaba, que era una vigorizadora. «Sé que como para sentirme mejor y que no funciona... No sé cómo salir de esta situación.»

Utilizaba la comida como un antidepresivo. Estaba atrapada en un círculo vicioso: se sentía mal, comía en exceso para combatir sus malos sentimientos, entonces se sentía peor, y volvía a comer a fin de sentirse mejor, y así sucesivamente.

Margaret también era una comedora vigorizadora, pero a diferencia de Rhonda, no lo sabía. No estaba triste, aunque a menudo se aburría. No tenía aficiones ni intereses. Era una persona que estaba sola y no pasaba mucho tiempo en compañía de otra gente. Decía: «La comida es mi mejor amiga».

Por desgracia, la mejor amiga de Margaret estaba arruinando su vida. Su obesidad era mórbida: pesaba 127 kilos y tenía muchos problemas de salud relacionados con el exceso de peso.

El vigorizador se caracteriza por:

- Estar a menudo triste, aburrido o cansado
- Intentar animarse con la comida
- Sufrir por una baja autoestima
- Planear obsequiarse con comida
- Deprimirse después de comer
- Considerar la comida su mejor amiga
- Tener una visión pesimista del futuro

Dado que las personas vigorizadoras son muy críticas consigo mismas y que su autoestima es muy baja, a menudo sienten ansiedad social. Y al sentirse incómodas cuando están rodeadas de gente, en las reuniones sociales corren el riesgo de sobrealimentarse.

De todos los tipos de comedores en exceso, los vigorizadores son los que tienen una mayor probabilidad de considerar su problema de peso algo que no tiene remedio. Esto proviene de su visión negativa de la vida y no refleja sus verdaderas posibilidades de triunfar.

Al igual que los reductores de estrés y los evasivos, los vigorizadores pueden abusar del alcohol. Aunque en realidad el alcohol es una sustancia depresiva, lo utilizan con la intención de elevar su ánimo.

Habitualmente los vigorizadores son personas inteligentes. A menudo son conversadores interesantes que tienen ideas innovadoras. Cuando empiezan a sentirse mejor consigo mismos, se centran más en el mundo exterior y menos en sus propios sentimientos y pensamientos.

Si eres un vigorizador, no estás solo. Millones de personas pelean con los mismos sentimientos que tú. Utiliza los métodos correctos para tu problema y eliminarás el padecimiento, empezando a experimentar el placer que la vida pone a tu disposición. A medida que sientas un aumento de la energía y la vitalidad, tu peso y tu ingestión de comida disminuirán.

Los vigorizadores tienen un exceso de peso porque comen para mejorar su ánimo.

Después de todo lo expuesto, ya deberías tener bastante claros los cinco tipos de comedores en exceso que existen. No obstante, para estar más seguro, observa el cuadro «Identificación del problema» que aparece a continuación y donde se resumen las principales causas de la sobrealimentación en cada uno de los cinco perfiles de alimentación.

Identificación del problema

	Comedor impulsivo	Hedonista	Reductor de estrés	Evasivo	Vigorizador
Problema					
Cómo:					
Forma de comer	X				
Qué:					
Selección de comida		X			
Por qué:					
Reducir la ansiedad			X		
Evadirse de los problemas				X	
Mejorar el ánimo					X

¿QUÉ OCURRE SI TENGO MÁS DE UN PERFIL?

Los casos explicados en este capítulo describen los rasgos más destacados de cada uno de los distintos tipos de perfil. No obstante, es importante que comprendas que la mayoría de la gente con exceso de peso encaja en más de una categoría. De hecho, yo he tratado a una mujer que tenía las características de los cinco perfiles.

El número de perfiles que te describe no determina tus posibilidades de éxito. Ya sea que respondas al criterio de dos, de tres, o incluso de las cinco categorías, tienes las mismas posibilidades que cualquier persona de superar de modo permanente tu problema de peso.

Del mismo modo que el número de categorías que se ajustan a tu sobrealimentación no tiene relación con tu éxito, el tipo específico de categorías tampoco la tiene. Ya seas un comedor que responde al cómo, el qué o el por qué, si utilizas las técnicas de tratamiento que abordan directamente las causas de tu problema de peso, serás capaz de adelgazar y no volver a recuperar el peso perdido.

EL PROGRAMA

Ahora que has identificado las razones que se esconden tras tu sobrealimentación, estás preparado para avanzar hacia la parte principal de este libro: el programa de tratamiento. Los cuatro capítulos siguientes, del 2 al 6, contienen los métodos de tratamiento psicológico que eliminarán las conductas problemáticas y las emociones responsables de tu exceso de peso.

Es esencial que leas todos los capítulos que te corresponden a ti, es decir, los que tratan de tus perfiles de alimentación. Y no estaría de más que leyeras también todos a los capítulos referentes al tratamiento. Aunque no tengas todos los síntomas de un determinado perfil, probablemente mostrarás algunas de sus características. Por lo tanto, te beneficiará realizar muchos de los ejercicios psicológicos o «psicoejercicios» que se proponen para ese perfil.

Los cuestionarios, las listas de verificación y las tareas escritas que aparecen en los capítulos del tratamiento han sido cuidadosamente diseñados a fin de ayudarte a elaborar las destrezas que necesitas para superar tu problema de peso. ¡No te los saltes! Son una parte necesaria del programa de tratamiento y te ayudarán a desarrollar las herramientas precisas para conseguir tu objetivo.

Durante el transcurso del programa y mientras aprendes estas técnicas psicológicas, ¡no te peses! Sé que esto es muy difícil para la mayoría de las personas. Sin embargo, es esencial que te abstengas de pesarte hasta que no domines las técnicas y hayas eliminado las causas psicológicas que originan tu sobrepeso. Dado que tu pérdida de peso empezará tras haber completado el programa, comprobar tu peso antes de que llegue ese momento, no te servirá de nada.

¡Te prometo que cuando hayas desarrollado de pleno estás técnicas, perderás peso! Y entonces, podrás pesarte periódicamente (no más de una vez por semana, por favor) para verificar tu progreso.

Con independencia del tipo o los tipos de perfil que se ajusten a tu caso, es muy importante que te premies por aprender y practicar tus nuevas destrezas psicológicas. Los premios pueden incluir alabarte a ti mismo, acudir a algún lugar o acontecimiento particular, o comprarte algo especial, pero nunca comer. *¡Nunca utilices la comida como un premio!*

Puedes ofrecerte pequeñas recompensas a diario (como alqui-
lar una cinta de vídeo que hace tiempo que querías ver); más
grandes de semana en semana (como ir a hacerte la manicura o
comprarte ese nuevo éxito de ventas). y premios excepcionales
(como entradas para el teatro o un vestido nuevo) por completar
cada mes del programa. Sé generoso contigo mismo: ¡te lo mereces!

2

El comedor impulsivo:
Organízate

Sara no comprendía por qué tenía un problema de peso. Era una persona muy activa y llena de energía, de modo que debería quemar muchas calorías. Pensaba que debía de tener un problema físico, pero su médico no había hallado ninguna razón médica para su exceso de peso.

Como último recurso, vino a verme. Le pregunté sobre sus hábitos de comida, por ejemplo: con qué frecuencia comía, dónde lo hacía, si comía despacio o a toda prisa... Le resultó muy difícil responder a mis preguntas, así que le sugerí que tomase nota diariamente de su conducta ante la comida hasta la siguiente sesión.

Tras una semana de llevar ese registro, Sara se escandalizó de ver cuán a menudo comía: una media de una vez por hora. Llevar un registro la forzó a prestar atención con respecto a qué y cuándo comía. Identificar este problema de conducta fue el primer paso que Sara dio a fin de controlar su peso de una vez para siempre.

Tal como leíste en el capítulo 1, los comedores impulsivos tienen exceso de peso por sus malos hábitos de alimentación. Cómo comen, más que el tipo de comida o por qué comen, es la causa principal del aumento de peso en este grupo de personas que se sobrealimentan.

Los comedores impulsivos no prestan suficiente atención al acto de comer, a menudo comen mientras hacen otras cosas o están de pie, no utilizan ni platos ni cubiertos y no tienen un horario fijo. Al no prestar suficiente atención al acto de comer, ingieren una mayor cantidad de comida y lo hacen demasiado a menudo.

Mi marido es un ejemplo excelente de comedor impulsivo. Tiene un exceso de peso de unos 7 kilos desde que lo conocí y, en realidad, no está interesado en perder peso. Sin embargo, si quisiese desprenderse de esos kilos de más y no volver a recuperarlos, debería llevar a cabo importantes cambios en su conducta.

Como la mayoría de los comedores impulsivos, mi marido es incapaz de recordar detalladamente qué ha comido a lo largo de cualquier día. Esto le pasa porque no presta atención al acto de comer: la mayor parte de sus comidas las hace de pie en la cocina. Además, con frecuencia no utiliza ni un plato. Come muy deprisa, dando grandes bocados, y no presta atención al sabor ni a la textura de lo que ingiere. Más que saborear, engulle.

Y debido a esta conducta de alimentación distraída, cree que tiene hambre con mucha más frecuencia de lo que sería normal. Para ser franca, no estoy segura de que haya estado sin comer el número de horas suficiente para saber lo que quiere decir tener hambre de verdad.

Compara mi conducta de alimentación con la suya: cuando como, me siento siempre a la mesa de la cocina, utilizo el plato y los cubiertos apropiados, y como despacio, a pequeños bocados. Saboreo todos y cada uno de los bocados de comida. Como resultado de mi atenta conducta de alimentación, sólo como cuando tengo hambre, y casi nunca lo hago en exceso.

Pero no siempre tuve estos buenos hábitos de alimentación. Antes me parecía más a mi marido. Y sólo después de aplicar determinadas técnicas psicológicas para cambiar mi conducta frente a la alimentación, fui capaz de desarrollar hábitos nuevos y positivos.

Si eres un comedor impulsivo, puedes hacer lo mismo. Sigue este programa y serás capaz de cambiar tus costumbres de alimentación, ya que concentrándote en cómo comes, llegarás a la raíz de tu problema de peso.

LAS CAUSAS DE LA ALIMENTACIÓN DISTRAÍDA, IMPULSIVA

Hasta cierto punto, esta forma de comer, distraída e impulsiva, es una consecuencia de vivir en este país. El hecho de que el origen de la comida rápida tuviese lugar aquí, en los Estados Unidos, es una prueba evidente de lo que digo.

Hacer las cosas con rapidez, y hacer varias cosas a la vez, es una tradición estadounidense. Desayunamos en el coche de camino al trabajo, para ahorrarnos el tiempo que nos llevaría hacerlo sentados en casa. Y si nos permitimos el lujo de desayunar en casa, por lo general nos tomamos algo que se pueda calentar en el microondas o que sea fácil de preparar y que pueda comerse rápidamente.

Con frecuencia, también comemos en la oficina mientras solventamos el papeleo o atendemos algunas llamadas. Y si salimos a comer fuera, solemos conducir hasta el primer restaurante de comida rápida, hacer el pedido desde el coche y tomárnoslo sin salir del vehículo. En cuanto a las personas que están en casa al cuidado de los niños, suelen comerse lo que éstos dejan en el plato en vez de tomarse su propia comida.

La cena, la comida principal para la mayoría de las familias, también se realiza sin orden ni concierto; papá llega tarde a casa porque ha tenido una reunión de negocios, a Johnny le toca jugar un partido de fútbol después de clase, y la tropa de Chicas Exploradoras de Mary ocupa la casa, así que todos cenan a horas distintas y mientras hacen otras cosas.

Por lo tanto, dada la relativamente escasa prioridad que otorgamos a las horas de las comidas, ¿a quien puede extrañar que buena parte de los estadounidenses se hayan convertido en comedores distraídos e impulsivos?

Piensa en otras culturas que otorgan una mayor importancia a las horas de comer. En Europa, Sudamérica y Asia, el concepto de comida rápida y consumición igualmente rápida no está tan extendido como en los Estados Unidos (la frecuencia de la obesidad también es sustancialmente menor).

A los franceses se los conoce por sus largas cenas; no se les encuentra tomándose una Big Mac sentados en el coche. En Inglaterra, desayunar juntos es una tradición familiar. Y aunque quizá discrepemos con respecto al alto contenido en grasas de algunos de los alimentos que componen el tradicional desayuno inglés, a esta primera comida del día se le concede la atención y el tiempo necesarios.

En muchos países con un clima más cálido, la comida del mediodía es la principal. El horario laboral brinda suficiente tiempo para hacer una comida pausada a esa hora del día, seguida de un descanso o siesta, para después regresar al trabajo hasta las últimas horas de la tarde.

En estos países las comidas son acontecimientos importantes a los que se les concede el tiempo y la atención que es menester para poder disfrutarlas. El acto de comer está planeado, no es impulsivo, y los problemas serios de peso son, por lo tanto, bastante menos frecuentes. Al fijar unas horas para las comidas, se picotea menos entre ellas y se reduce el consumo innecesario de alimentos.

Esto no significa que la cultura sea el único factor que contribuye a comer de forma distraída e impulsiva. El temperamento y el tipo de personalidad también desmpeñan un papel en ese sentido. Los individuos hiperactivos, del Tipo-A, tienen mayor tendencia a desarrollar un estilo de alimentación impulsiva que los individuos relajados y maduros del Tipo-B. Por definición, la gente que se corresponde al Tipo-A es intensa, orientada hacia la consecución de objetivos y se mueve con rapidez. Estas características están reñidas con el concepto de comer lenta y sosegadamente. Por el contrario, los adultos del Tipo-B, que por naturaleza tienden a oler las rosas, por lo general se sienten muy cómodos con la idea de consagrar tiempole y atención a las comidas.

El estilo de vida también tiene un papel muy importante en las conductas de alimentación de la gente. Tomemos el ejemplo de una mujer joven que trabaja a plena jornada y que además cría sola a sus tres hijos. Las comidas parsimoniosas y sosegadas son un lujo del que una persona en estas circunstancias difícilmente será capaz de disfrutar.

Aunque hayas desarrollado un estilo de alimentación descuidado e impulsivo por tus características personales, por tu estilo de vida actual o simplemente porque vives en una sociedad en la que impera la comida rápida, es posible aprender a cambiar tus hábitos de alimentación. Si te centras en cómo comes, en lugar de hacerlo en la visión más tradicional basada en lo que comes, llegarás al lugar al que quieres ir.

EL PROCEDIMIENTO PSICOLÓGICO PARA LA SOBREALIMENTACIÓN IMPULSIVA

El programa para el comedor impulsivo contiene los métodos específicos de tratamiento que eliminan este tipo de sobrealimentación. La lista incluye cuatro procedimientos diferentes, todos los cuales han sido diseñados para eliminar las conductas problemáticas frente a la alimentación.

A fin de comer con mayor atención y de un modo menos impulsivo, debes aprender a cambiar no sólo el entorno, sino también la forma en la que comes. Aquí también te enseñaremos a utilizar las técnicas de refuerzo positivo (recompensas y elogio de ti mismo) para ayudarte a desarrollar tus nuevos comportamientos de alimentación, y las imágenes de aversión para suprimir tus viejos hábitos frente a la comida.

Programa para el comedor impulsivo

Método de tratamiento	Empezar
Cambiar el entorno en el que se come	Semana 1
Refuerzo positivo para aumentar la conducta adecuada frente a la alimentación	Semana 2
Cambiar la manera de comer.	Semana 3
Imágenes de aversión para reducir la conducta inapropiada frente a la alimentación	Semana 4

Antes de empezar este programa es importante que, al menos durante una semana, lleves un registro detallado de tu conducta alimentaria. Inspeccionando tu conducta de alimentación aprenderás dónde se encuentran tus puntos más débiles. Controlar esta conducta también te ayudará a prestar más atención al acto de comer, algo que a los comedores impulsivos les resulta notablemente difícil.

De hecho, es posible que esta observación personal produzca, por sí misma, cambios positivos en tu conducta de alimentación. La investigación ha demostrado que el examen personal a menudo tiene un «efecto reactivo», es decir que induce por sí solo un cambio positivo (se cree que esto ocurre porque se consagra mayor atención a cualquier problema de los que se hace el seguimiento).

Haz un Registro Diario de Comidas, como el que se muestra más abajo, y complétalo cada día durante una semana como mínimo. Ten siempre el registro a mano, a fin de que puedas incluir en la lista todo lo que comes cada día. Incluso la toma de un pequeño caramelo.

Registro Diario de Comidas

| Comida | | | Situación | | |
Tipo	Cantidad	Dónde	Cuándo	Con quién	¿Comida?
Ejemplo: Galletas	4	Oficina	15 h	Solo	No

Una vez que hayas tomado nota de la cantidad de comida que has ingerido durante al menos siete días, observa tu registro y comprueba si sigues alguna pauta.

¿Comes mucho entre horas? ¿Buena parte de lo que comes lo haces cuando estás en compañía de una persona o personas determinadas? ¿Tienes tendencia a comer en algún lugar u hora del día determinados? ¿Hay algún tipo de comida que aparece continuamente en el registro? ¿Acaso comer grandes cantidades de comida es un problema recurrente en ti?

El registro de comidas te da pistas sobre tus áreas problemáticas particulares. Para algunas personas, determinadas comidas fomentan, al parecer, su sobrealimentación. Para otras, el momento del día o la compañía en la que se encuentran es la causa más importante de ello.

Ten presente toda esta información cuando empieces a trabajar con el objetivo de cambiar tu entorno de alimentación.

CAMBIAR TU ENTORNO DE ALIMENTACIÓN

El entorno desempeña un poderoso papel en tu alimentación. Las características físicas del medio en el que te encuentras, dónde estás, con quién estás, qué hora del día es y qué haces, pueden llevarte a comer incluso cuando no tienes hambre.

Tal vez, el ejemplo más obvio de cómo las circunstancias externas contribuyen a hacerte comer sea el de cuando te encuentras con otras personas que están comiendo. ¿Cuántas veces te has visto en una reunión social donde continúas comiendo porque la otra gente lo hace, pese a que no tienes hambre? ¿O qué ocurre cuando miras la televisión y sale un anuncio en el que se ve a un actor tomándose algo realmente apetitoso? ¿Te levantas del sofá y te diriges a la nevera?

Si bien lo que ves ejerce una importante influencia sobre lo que comes, otros aspectos de tu entorno son igualmente capaces de provocar que comas cuando no tienes necesidad de hacerlo.

En esta sección comentaremos las maneras específicas en las que es posible modificar tus condiciones externas a fin de controlar la posibilidad de comer en exceso. Al establecer estos cambios, controlarás el entorno de tu alimentación, y en consecuencia, controlarás tu conducta alimentaria.

Cambio ambiental número 1:
Limita los lugares en los que comes

La mayor parte de nosotros tenemos la costumbre de comer siempre que nos apetece. Comemos en el coche, en el cine, en las galerías comerciales, en los restaurantes, andando por la calle y en muchos otros lugares además de en nuestro hogar. Incluso en casa, comemos en habitaciones que no están destinadas a ello: en el cuarto de estar, en los dormitorios, en la sala.

Dado que los comedores impulsivos no prestan suficiente atención al acto de comer, necesitan dar mayor importancia al hecho de comer, en lugar de tomárselo como algo que ocurre con frecuencia y a lo que no hay que darle demasiado bombo y platillo. Al limitar el emplazamiento y los lugares en los que se come, es posible ejercer un mayor control. Cuando establezcas unas reglas sobre los lugares en los que puedes y no puedes comer, limitarás tus oportunidades de hacerlo.

El primer paso consiste en designar un espacio en tu casa donde siempre comerás. Para la mayoría de personas, este lugar es la mesa de la cocina o la mesa del comedor. Esto significa que, de ahora en adelante, el único lugar en el que consumirás comida en tu casa será sentado a la mesa de la cocinao del comedor. Es decir, dejarás de tomarte tentempiés en el sofá de la sala de estar, o las galletas con leche en la habitación a medianoche, o de probar la comida mientras cocinas; tampoco comerás de pie. De ahora en adelante, todo lo que comas en casa lo consumirás en ese único espacio que tú has elegido, sin excepción alguna.

Pero limitarte a comer en un solo lugar, seguramente te resultará más difícil de lo que esperas. Como eres un comedor impulsivo, estás acostumbrado a comer siempre que el impulso te asalta. Además, la mayor parte de las veces, los comedores impulsivos ni siquiera se dan cuenta de que lo están haciendo; de hecho, esta conducta se ha vuelto tan habitual en ellos que ni tan sólo la advierten.

Por lo tanto, es necesario que empieces a prestar atención al acto de comer, y delimitando el lugar en el que te permites hacerlo, disminuirás la frecuencia de la ingestión de comida innecesaria y aumentarás la cantidad de atención que prestas a la alimentación que sí es necesaria.

Este concepto no difiere tanto del entrenamiento que recibiste cuando eras un niño pequeño. Entonces, adquiriste el control de los esfínteres al aprender a discriminar entre los lugares apropiados e inapropiados para orinar y evacuar. Y a través de esas discriminaciones obtuviste el control sobre tus hábitos de eliminación.

Ahora, como adulto, podrás adquirir el control sobre el acto de comer al discriminar entre los lugares apropiados e inapropiados para hacerlo. Así, limitando tus posibilidades, también estrecharás las de comer, y en consecuencia, disminuirás la probabilidad de que la alimentación inapropiada, o excesiva, se lleve a cabo.

Esto en cuanto a comer en casa; pero, ¿qué ocurre cuando comes fuera, en restaurantes, en la oficina o mientras viajas? La respuesta es sencilla aunque probablemente no te gustará: ¡no comas fuera de casa a menos que sea absolutamente necesario!

Algunas cosas te serán más fáciles de eliminar que otras. Probablemente no te costará dejar de comer en el coche, en el cine o en los restaurantes de las galerías comerciales, ni tampoco dejar de utilizar la máquina expendedora de tu oficina. Pero comprendo que hay otras actividades sociales importantes, como las fiestas y las reuniones de vacaciones, que a menudo conllevan comer fuera de casa, que cuesta más abandonar. Evidentemente no querrás perderte estos acontecimientos. Pero no olvides que, en muchas ocasiones, comer fuera de casa no es esencial y que puede evitarse con un poco de planificación.

Por ejemplo, para mucha gente, el fin de semana significa cenar el sábado por la noche fuera de casa con el cónyuge y/o los amigos. En este contexto, comer es una forma de entretenimiento que brinda la ocasión para relacionarse con otras personas.

Pero, ¿acaso no existen muchas otras maneras igualmente entretenidas que te permiten relacionarte con las personas importantes de tu vida y que no incluyen la comida? ¿Te sería posible sugerir una alternativa a la cena del próximo sábado? ¿Quizás ir al cine sin meterse después en el restaurante chino? ¿O ir a los bolos sin pasar antes por la pizzería?

Siempre que sea posible intenta buscar actividades, distintas a la de comer, como forma de entretenimiento. Después de todo, quizá te sorprendas al descubrir que las personas que forman parte de tu vida también le dan la bienvenida al cambio (y no te olvides de que comer fuera sale caro).

Cambio ambiental número 2: Limita las horas de la comida

Tan importante es delimitar los lugares en los que puedes sentarte a comer, como establecer las veces que comes a lo largo del día.

Por lo general, los comedores impulsivos están acostumbrados a hacerlo siempre que les apetece, sin detenerse a pensar si realmente tienen hambre o no. Por lo tanto, para ellos cualquier momento es bueno.

A fin de controlar tus hábitos de alimentación, reduce los momentos del día en que te permites comer. Si lo haces así, tu anárquico enfoque actual de la comida cambiará y desarrollarás una conducta atenta, controlada e intencional. Cuando lo consigas, controlarás el acto de comer, y la comida dejará de controlarte a ti.

¿Cómo debes planificar tus comidas? Obviamente, tienes que fijar al menos tres comidas que encajen bien con tu horario diario. Como a partir de ahora vas a comer en casa todo lo que puedas, esto también debería influir en los momentos del día que escoges para comer. Si trabajas, intenta desayunar y cenar en casa y márcate un horario para comer durante las horas de trabajo.

Otro consejo es espaciar las comidas para que el cuerpo no sufra por un bajo nivel de azúcar. En general, si no dejas que pasen más de cuatro o cinco horas entre una comida y otra, evitarás este problema.

Algunas personas prefieren comer con más frecuencia menos cantidad. Esto está bien siempre que las comidas estén reguladas y no se tomen de manera impulsiva.

Si comes sólo durante los momentos preestablecidos, dejarás de hacerlo siempre que te apetezca. Y al igual que discriminas entre lugares apropiados y lugares no apropiados para comer, también harás una distinción entre momentos apropiados y momentos no apropiados. Limitar las ocasiones para comer te ayudará a desprenderte del hábito de ingerir alimentos impulsivamente, que es el núcleo central de tu problema de peso.

Cambio ambiental número 3: Limita lo que comes

¡Si no lo tienes no puedes comerlo!

Como eres un comedor impulsivo, te sientes tentado a comer lo que tienes a mano. Por eso, si obstaculizas un poco el acceso a esos alimentos que no te convienen, reducirás notablemente su consumo.

Los comedores impulsivos suelen ser algo vagos a la hora de proveerse de comida. Es decir que si la comida no está lista y a su disposición, no saldrán a buscarla. (Lo contrario del comedor hedonista, del capítulo 3, que hará grandes esfuerzos a fin de poder hincarle el diente a un alimento apetitoso.) Por lo tanto, si mantienes la comida que te causa problemas fuera de tu casa, te ayudarás mucho a ti mismo.

¡Y eso sencillamente se consigue dejándola de comprar! Un modo de hacerlo es ir al supermercado con una lista previamente escrita y adquirir sólo lo que hayas escrito en ella. Y nunca vayas cuando estés hambriento. Si tienes el estómago vacío, probablemente cederás y comprarás cosas que no has apuntado en la lista.

En el caso de que debas tener esos alimentos problemáticos para ti en casa por las demás personas con las que convives (tu compañero de piso, tu cónyuge o tus hijos), manténlos fuera de tu vista y de tu alcance. Para los comedores impulsivos ver significa comer; las sugestiones visuales son aquellas que resultan altamente prominentes y que te disparan la necesidad de comer. Por lo tanto, lo mejor para reducir la posibilidad de consumir algo que no te conviene y que tienes en casa, es colocarlo en un lugar que no esté a la vista o cubrirlo con un envoltorio opaco, como el papel de aluminio, para que no lo puedas ver.

Haz que la comida problemática que tengas en casa sea más difícil de alcanzar. Colócala en un estante alto al que sólo llegues subiéndote a una banqueta o, si es posible, congélala. Si al comedor impulsivo no se le pone la comida delante de las narices, y lista para comer, es poco probable que se la tome.

No sirvas las comidas al estilo familiar. Sentarte a la mesa con fuentes llenas de comida delante de ti es una invitación a que se produzca un desastre. Recuerda que, para el comedor impulsivo, ver significa comer; es mucho mejor mantener la comida en la cocina y que cada miembro de la familia se vaya a servir el plato allí.

Finalmente, levántate de la mesa tan pronto como hayas acabado de comer. Continuar ahí sentado viendo cómo comen los demás sólo servirá para hacerte comer aunque ya no tengas hambre. Además, dado que la mesa de la cocina o del comedor es ahora tu estimulante para comer, si te quedas, el lugar se convertirá para ti en un fuerte estímulo.

En el caso de que no te sea posible levantarte, retira tu plato de la mesa para disuadirte de seguir comiendo; aunque de todos modos, lo mejor es abandonar la escena cuando has acabado.

EL PODER DEL REFUERZO POSITIVO

Todos los animales, desde una ameba unicelular hasta un bebé humano, responden al refuerzo positivo. La misma definición del refuerzo positivo está basada en el hecho de que funciona: el refuerzo positivo es la aplicación de algo que sigue a una conducta que aumenta la probabilidad de que esa conducta recurra. Dicho de una manera más sencilla: si recompensas una actuación, su frecuencia aumenta.

Lo que se utiliza como recompensa puede ser algo tangible, un acontecimiento o un elogio verbal que te haces tú mismo o que te hacen otros. Empecemos por comentar los beneficios de las recompensas tangibles.

Aunque no pensemos en ellas como tales, en nuestra vida diaria hacemos un uso frecuente de las recompensas tangibles. Permites que tus hijos salgan a jugar después de haber hecho los deberes. Recompensas a tu cónyuge con su comida favorita por haber limpiado el garaje. Planeas unas vacaciones tras completar un proyecto especial en el trabajo. Te compras ropa nueva cuando consigues una promoción.

Las recompensas, o los refuerzos positivos, tienen un enorme poder para cambiar la conducta. Un poder que se puede aprovechar cuando aprendemos a utilizarlo de forma sistemática para construir y reafirmar nuevos hábitos. En el caso de los comedores impulsivos, esto significa utilizarlo a fin de desarrollar y mantener nuevas conductas de alimentación.

Pero, ¿qué es un refuerzo positivo? De hecho es una cuestión muy subjetivo, ya que lo que resulta gratificador para una persona puede no serlo para otra. Y lo que puede ser un refuerzo positivo muy efectivo para mí, para ti puede resultar totalmente ineficaz.

Algunas personas encuentran que determinados objetos materiales son notablemente gratificadores. Un conjunto nuevo, una colección especial de discos compactos o redecorar el comedor puede motivarlas eficazmente. Otras responden mejor a acontecimientos o actividades como asistir a un concierto, ir a hacerse la manicura o quedarse en casa y celebrar una velada romántica con su cónyuge.

A fin de que los premios funcionen deben resultar gratificadores para ti. Por consiguiente, antes de que puedas aprender a utilizarlos en tu beneficio, es necesario que elabores una lista con los refuerzos que para ti serían efectivos. Además de las pequeñas recompensas que puedas otorgarte con facilidad y que no sean caras para ofrecértelas a diario, necesitarás otras más importantes que resulten más caras o complicadas y de las que disfrutarás con una periodicidad semanal o mensual.

Utiliza este modelo para desarrollar tu lista de refuerzos positivos:

Refuerzos positivos

Pequeñas recompensas:

1._____
2._____
3._____
4._____
5._____

Grandes recompensas:

1._____
2._____
3._____
4._____
5._____

Si ya has confeccionado la lista de recompensas, podemos hablar de cuál es la mejor manera de utilizarlas. En la sección anterior de este capítulo, esbocé tres cambios ambientales que te ayudarán a reducir tu forma de comer impulsiva y descuidada. El primer cambio implica la restricción de los lugares en los que comes, el segundo limita los momentos del día en los que lo haces, y el tercero limita tu acceso a la comida.

Aunque al principio estos cambios no parecen difíciles, convertirlos en nuevos hábitos, en nuevas pautas de conducta para mantenerlas constantemente, requiere algo de trabajo. Las recompensas, al incrementar la frecuencia de las conductas deseadas, siempre resultan muy útiles cuando se intenta establecer nuevos hábitos de este tipo.

A medida que cambies estas conductas, utiliza las pequeñas recompensas como un refuerzo diario. Quizá pienses que premiarte por seguir el programa durante un día es un tanto excesivo, pero te aseguro que cuando alguien empieza a intentar establecer un nuevo hábito, resulta muy importante que se premie de inmediato y con frecuencia por los cambios positivos. Más adelante, una vez que la nueva conducta esté implantada de un modo más firme, podrás ponerte condiciones más exigentes que requieran más días de éxito antes de recibir una recompensa.

Aunque las recompensas tangibles resultan muy efectivas para cambiar la conducta, existe otro tipo de refuerzo positivo que también resulta efectivo y que es mucho más fácil y menos caro de administrar: el elogio. Sólo necesitas unos segundos para decirte a ti mismo que has hecho un buen trabajo.

Intenta recompensar tus cambios de conducta no sólo con objetos tangibles, sino también alabándote a ti mismo. En los primeros estadios del cambio que efectúes en tu entorno de alimentación, intenta elogiarte varias veces a lo largo del día a medida que vayas estableciendo con éxito dichos cambios. Esto te motivará para seguir adelante el resto de la jornada.

También puedes pedirles a las personas que viven contigo que te elogien por llevar a cabo estos cambios de conducta. Pero antes de pedirlo, asegúrate de darles una guía específica de lo que se supone que debes hacer a fin de que no te alaben por algo equivocado.

Dos advertencias finales. En primer lugar, nunca utilices la comida como una recompensa. Por razones obvias, resulta extremadamente contraproducente que cualquier persona con un problema de sobrepeso emplee cualquier alimento como un refuerzo positivo. (¡Es como si un alcohólico reforzara su abstinencia del alcohol con una bebida alcohólica!)

En segundo lugar, recuerda que premias el cambio en tu conducta de alimentación, no el cambio de peso. Y aunque el primero te llevará a perder peso, son los nuevos hábitos de alimentación, y no la pérdida de peso, lo que debe ser el objetivo de tus esfuerzos de refuerzo. Si recompensas la pérdida de peso en lugar del cambio de conducta, no estarás seguro de qué conducta estás reforzando exactamente. Al fin y al cabo, existen muchos factores que pueden provocar la pérdida de peso, como el aumento de ejercicio, un consumo más bajo de calorías, tener la gripe o utilizar laxantes.

Dado que establecer los cambios de conducta resumidos en este programa es el único modo que tienen los comedores impulsivos de obtener el control permanente de su peso, debes estar seguro de que recompensas estos cambios y no otros que no tienen que ver con el problema.

MÁS DESPACIO, TE MUEVES DEMASIADO DEPRISA

Para adelgazar y mantenerse delgados, los comedores impulsivos no sólo deben cambiar el entorno en el que comen, sino también la forma en la que lo hacen, sus costumbres de alimentación.

La manera de comer del comedor impulsivo es descuidada y rápida. Cuando va más despacio y presta mayor atención al acto de comer, toma menos cantidad de comida, y por lo tanto pierde peso.

Cuando trabajes para cambiar tu entorno de alimentación, utiliza los refuerzos positivos a fin de que te ayuden a establecer cambios en tu forma de comer. Recuerda: empieza con pequeños premios diarios mientras aprendes y estableces cada nueva conducta; más adelante, ya establecerás periodos más largos de tiempo para obtener un premio más importante.

Cambio de procedimiento número 1: Mientras comas no realices ninguna otra actividad

Muchas personas hacen otras cosas mientras comen. Miran la televisión, escuchan la radio, leen el diario o hablan por teléfono. Estas actividades reducen la cantidad de atención que se presta al verdadero acto de comer, ya que uno se centra en dos o más acontecimientos en lugar de hacerlo en uno solo.

Recuerdo a Marsha, una comedora impulsiva con la que trabajé hace unos cuantos años. Era una joven soltera que vivía sola, y le encantaba hablar por teléfono con sus amigos mientras comía. Y el problema era que, distraída de este modo, se servía una segunda y hasta una tercera ración. Como no prestaba atención al acto de comer, acababa comiendo más de lo que pretendía y más de lo que necesitaba para saciar su hambre.

Si eres un comedor impulsivo, entonces, por definición, eres un comedor distraído. Por eso mismo, dejar de hacer otras cosas mientras comes es de gran importancia para ti. Debes desarrollar un nuevo hábito, el de prestar atención al acto de comer, y lo harás mucho mejor si no te distraes con otras actividades.

Por supuesto, si vives con otras personas, es probable que sentado a la mesa converses con ellas mientras comes. Desde luego, no se te está pidiendo que ignores a la familia o a los amigos que se sientan contigo a comer, pero si de verdad quieres darle la vuelta a tu problema de peso, mientras comas no realices ninguna otra actividad.

Quizás estés pensando que si dejas de leer la revista durante el desayuno o apagas las noticias durante la cena, te aburrirás. Pues bien, precisamente se trata de eso. Comer no es un tiempo para entretenerse (o al menos no debería serlo), sino para alimentarse.

Entretente antes o después en vez de hacerlo durante la comida. De este modo te forzarás a concentrarte más en lo que comes, y, por consiguiente, reducirás la consumición exagerada, distraída e impulsiva de alimentos que ha originado tu sobrepeso.

Cambio de procedimiento número 2:
Cuando comas, utiliza siempre platos y cubiertos

Al principio esto puede parecer absurdo, pero si te detienes a pensarlo un minuto, te darás cuenta de que probablemente muchas veces al día comes sin utilizar platos ni otros utensilios.

Muchos alimentos pueden comerse fácilmente sin necesidad de usar la cuchara, el cuchillo o el tenedor, como por ejemplo los bocadillos, la pizza, los dulces, las galletas o algunos aperitivos como las patatas fritas, los frutos secos, las galletas saladas; lo mismo ocurre con el pollo, las hamburguesas, las salchichas de

Frankfurt, las patatas fritas, una buena parte de las frutas y las verduras y muchas cosas más. La mayoría de estos alimentos no requieren un plato: una servilleta, o sólo la mano, bastan.

Dado que los comedores impulsivos no prestan la suficiente atención al acto de comer, para ellos resulta importante dar los pasos necesarios con objeto de que esta actividad se convierta en algo más digno de atención. Complicar el acto de comer mediante la utilización de platos y cubiertos convierte el simple hecho de tomarse un refrigerio o una comida en un acontecimiento más importante.

Te pondré un ejemplo sacado de mis propias experiencias. Hace unos veintidós años, cuando empecé a aplicar a mi forma de comer los principios que se recogen en este libro, recuerdo haber comido una barra de caramelo, sí, una barra de caramelo, en un plato pequeño, con tenedor y cuchillo. Aunque esto pueda parecer una conducta extraña, veamos lo que ocurrió como resultado de haberme comido la barra de caramelo de aquel modo.

En primer lugar, ciertamente convirtió el hecho de comer una barra de caramelo en un acontecimiento más importante; es más probable que tomes nota de lo que haces cuando pones la barra de caramelo en un plato, y utilizas cubiertos, que cuando simplemente te la metes en la boca nada más quitarle el envoltorio. Cuando se le añade complejidad al proceso de comer, también se le concede una mayor atención.

En segundo lugar, comerse la barra de caramelo de este modo requiere más tiempo que hacerlo con las manos. Y al añadir tiempo al proceso de comer, lo convertimos en un acontecimiento más prominente y digno de atención. Añadir tiempo al proceso de comer también ayuda a determinar cuándo estás saciado.

Aunque no te sugiero que te habitúes a comer barras de caramelo, ni siquiera utilizando este procedimiento, debes saber que hay otros muchos alimentos que se consumen también sin usar los utensilios apropiados, pese a que se debería hacer. Por lo tanto, y como norma, emplea platos y cubiertos siempre que sea posible.

Cambio de procedimiento número 3: Come despacio

Por lo general, los comedores impulsivos tienen la mala costumbre de engullir la comida. Antes de haberse tragado lo que todavía tienen en la boca ya van por el siguiente bocado. Si sueles ser el primero en acabar, lo más probable es que lo que hagas sea engullir.

Por alguna razón, los hombres parecen tener una mayor tendencia que las mujeres a ingerir la comida de este modo (probablemente esto tenga alguna relación con el hecho de que llenarse la boca con grandes cantidades de comida no se considera «femenino»). Recuerdo cuando trabajaba con Matt, un comedor impulsivo que comía exageradamente deprisa.

Para hacerme una idea mejor de la conducta alimentaria de Matt, me llevé una bandeja de comida de nuestra cafetería a la sesión de tratamiento a fin de poder observarlo en acción. Con la cabeza inclinada sobre el plato, y los cubiertos siempre en las manos, Matt ingirió su comida en un tiempo récord.

Con mi ayuda, y un poco de esfuerzo, finalmente fue capaz de comer más despacio. Si comes deprisa, intenta hacer esto mismo.

Igual que las otras conductas problemáticas que hemos comentado en este capítulo, la rapidez con la que comes es un hábito que es posible cambiar. La velocidad con la que comes puede reducirse cuando estableces algunos cambios de conducta.

Las cinco maneras de reducir la velocidad con la que comes son:

1. Come a pequeños bocados. Utilizar un tenedor más pequeño o una cuchara de café, en lugar de un tenedor o una cuchara de tamaño normal, puede ayudarte, al menos al principio, a poner en práctica este primer punto.
2. Mastica la comida con lentitud.
3. Trágate la comida que tienes en la boca antes de volvértela a llenar.
4. Deja los cubiertos en la mesa entre bocado y bocado.
5. Haz pequeñas pausas mientras comes.

Si reduces la velocidad con la que comes acabarás por comer menos, ya que permitirás que pase más tiempo; de este modo le concederás a tu estómago el tiempo que necesita para indicarle a tu cerebro que estás lleno. Deja de comer cuando estés lleno o casi lleno.

Esto puede resultarles un tanto difícil a los comedores impulsivos, dado que son incapaces de saber cuándo están llenos. Por lo tanto, tendrás que experimentar un poco en este sentido. Intenta dejar de comer cuando creas que has consumido suficiente comida, espera veinte minutos y entonces comprueba cómo te sientes. Es necesario que esperes ese rato ya que, por lo general, es el tiempo que necesita el cerebro para registrar que el estómago está lleno. Si pasados los veinte minutos todavía tienes hambre, entonces come más. En caso contrario, no lo hagas. (Las segundas raciones tienen que pasar, siempre, la prueba de los veinte minutos.)

Intenta poco a poco comer menos y descubrirás que para aliviar el hambre se necesita bastante menos comida de la que piensas. Recuerda, si han transcurrido los veinte minutos y todavía tienes apetito, entonces come más. De esta forma, al esperar, a lo único que renuncias es a comer lo que no necesitas.

Otro recurso para comer menos es utilizar un plato pequeño o un cuenco a fin de que la cantidad de comida parezca mayor. Así, sirviéndote la comida en un plato de ensalada o de postre, en lugar de hacerlo en un plato llano más grande, engañas al ojo y al cerebro.

UTILIZAR IMÁGENES DE AVERSIÓN

Las imágenes de aversión son, en realidad, una forma de castigo, cuyo objetivo, al contrario que el del refuerzo positivo, es reducir la probabilidad o la frecuencia de una conducta mediante la aplicación de algo negativo.

La utilización de las imágenes de aversión incluye, en primer lugar, la visualización de la conducta indeseable, y después, la de las consecuencias desagradables que produce la conducta problemática. Habitualmente, las consecuencias negativas que se imaginan son exageradas o extremas. La cuestión está en que cuanto más impacto causen las consecuencias imaginadas, más probable será que desarrolles una aversión a la conducta que quieres eliminar.

Las técnicas de aversión, incluidas las imágenes de aversión, han sido utilizadas durante décadas para tratar problemas muy distintos relacionados con el impulso, entre ellos los desórdenes sexuales o los relacionados con el consumo de determinadas sustancias. Las investigaciones indican que estas técnicas pueden ser útiles para reducir las conductas indeseables si, de forma simultánea, se refuerzan las nuevas conductas deseables.

Si quieres utilizar las imágenes de aversión, en primer lugar debes evocar las que ilustran las conductas que deseas eliminar. Para muchos comedores impulsivos, esto quizá signifique visualizarse de pie, comiendo ante la nevera abierta. O tal vez usar la imagen mental en que uno se ve tomando la hamburguesa dentro del coche. Quizá comer en el sofá mientras miras la televisión es algo que te concierne.

Cuando elijas las escenas que vas a visualizar, decídete por las que con más frecuencia son problemáticas para ti. Intentar deshacerse de una mala conducta que sólo muestras de vez en cuando —como, por ejemplo, arrancar la carne de la carcasa del pavo el día de Navidad— no merece que le dediques tu tiempo ni tu atención.

Tras haber escogido las imágenes que contienen las conductas problemáticas que quieres eliminar, empieza a pensar en las consecuencias repulsivas que es posible incorporar a cada escena. Por ejemplo, si una de las conductas que quieres eliminar es la de comer de pie ante la nevera abierta, imagínate que lo haces exagerándolo hasta el punto en que te veas a ti mismo llenándote la boca de comida que te gotea por la barbilla; nota cómo tu estómago está hinchado y distendido; después, vomítalo todo, justo delante de la nevera.

Aunque sé que esto suena repulsivo, merece la pena hacerlo porque es efectivo. Si visualizas primero tu conducta problemática y después te imaginas de esta manera tan exagerada o extrema las consecuencias repulsivas que produce, a fin de que te causen impacto, acabarás por suprimirla. Y si además combinas esto con el refuerzo positivo que utilizas para incrementar tus nuevas conductas de alimentación, estarás en el buen camino para controlar de un modo permanente tu alimentación y tu peso.

Para cada imagen, empieza con una descripción detallada de la conducta problemática que vas a visualizar, y después prosigue con las consecuencias repugnantes que se derivan de ello.

Conducta problemática:

_____

_____

_____

_____

Consecuencias repulsivas de la conducta problemática:

_____

_____

_____

_____

Encuentra un lugar cómodo y tranquilo en el que no vayas a ser interrumpido. Después, sigue estas indicaciones:

1. Túmbate y cierra los ojos.
2. Visualiza la conducta problemática como si fueran las imágenes de una película. A fin de que la escena parezca real, intenta evocar todo el campo visual, los sonidos, los olores y los sabores que acompañarían a dicha situación. Imagina la situación durante unos veinte segundos.
3. Ahora visualiza las consecuencias repulsivas que se derivan de tu conducta problemática e intenta, de nuevo, que sean tan vívidas como sea posible. Hazlo durante veinte segundos aproximadamente.
4. Deja de imaginarte la escena y relájate durante un minuto. Después, repite los pasos 2 y 3.

Aunque en esta lista he dispuesto la visualización de la conducta problemática y las consecuencias repugnantes como dos pasos distintos, es importante que ambos aspectos de la escena converjan en una imagen coherente, o imágenes relacionadas, y no de manera separada y sin guardar relación.

De este modo, al imaginar repetidamente la misma escena,

una y otra vez, la conducta problemática se cargará de emociones negativas asociadas a las consecuencias repulsivas. En otras palabras, tu conducta problemática, en lugar de atraerte, empezará a repelerte. Ahora bien, no olvides que este procedimiento sólo te funcionará si las consecuencias repulsivas que te imaginas te producen verdadera aversión.

Quizá te sientas tentado a utilizar esta técnica para eliminar el deseo vehemente que sientes hacia determinadas comidas. Sin embargo, a menos que también seas un comedor hedonista, debes concentrarte en *cómo* comes, y no en *qué* comes. Por lo tanto, en tu escena debes incluir las *conductas* problemáticas, y no las *comidas* problemáticas.

Una de mis pacientes utilizaba una escena que demuestra lo efectiva que resulta esta técnica.

Hope tenía la costumbre de engullir la comida, y esta era la causa de que comiese en exceso y de que ganase peso, ya que cuanto más rápido comes, más comes.

Una noche, Hope y su marido salieron a cenar fuera con otra pareja a la que no conocían muy bien. Estos conocidos escogieron un restaurante famoso por las enormes raciones de comida que servía. En cualquier caso, cuando la comida llegó a la mesa, todos se pusieron a la tarea.

Y por lo que se vio, ella no era la única en la mesa que tenía la costumbre de engullir. Pero cuando observó la manera de comer de los demás, la suya propia le causó repulsión.

Dadas las fuertes emociones negativas que esta experiencia provocó en Hope, le sugerí que empezase a utilizarla como una imagen mental que desalentase su propio hábito de comer atropelladamente. Se imaginó a sí misma comiendo con rapidez en el restaurante y después desvió la atención a la conducta de la otra pareja. En cuanto observó su forma de comer, le entraron náuseas y se mareó.

En esta escena particular, no fue sólo su conducta, sino una conducta similar, exhibida por otros, lo que evocó las consecuencias negativas. Aunque este caso es algo distinto al procedimiento habitual, tiene la ventaja de que el incidente ocurrió de verdad y a Hope le facilitó la evocación mental.

Siempre que venga a cuento, incorpora también con plena libertad las experiencias reales de tu vida a las escenas. Ahora bien, no te olvides de que lo más importante es que la parte de la escena que provoca tu aversión sea lo suficientemente negativa, haya sucedido o no en la realidad.

OTRAS COSAS QUE DEBERÍAS SABER

Estimulantes

La nicotina y la cafeína son dos estimulantes comunes y corrientes. Aumentan la velocidad de muchas de las funciones internas del cuerpo y, como resultado, hacen que te sientas «estimulado».

Por desgracia, cuando estás acelerado comes de forma descuidada e impulsiva, y ésa es precisamente la conducta de alimentación que tanto te estás esforzando por eliminar. Por lo tanto, te interesa reducir o evitar por completo la utilización de estimulantes.

Sé que esto es más fácil de decir que de hacer. Si estás enganchado a la cafeína o al tabaco, probablemente te resultará muy difícil abandonar cualquiera de estos dos hábitos, sobre todo mientras estés trabajando para controlar el peso. Por eso lo mejor en general suele ser atacar cada uno de los problemas por separado: abandonar la cafeína, dejar de fumar y cambiar los hábitos de alimentación es realmente mucho más de lo que cualquier persona debería intentar hacer de una sola vez.

Aun así, es necesario que comprendas que el uso de determinadas sustancias puede interferir en la consecución de tu objetivo. Y una vez informado, puedes elegir lo que te conviene más desde la posición que te brinda la información.

Alcohol

El alcohol puede representar un problema serio para el comedor impulsivo que intenta controlar su conducta alimentaria. Dado que el alcohol desinhibe la conducta, al que lo consuma le será substancialmente más difícil controlar sus conductas de alimentación si está bajo su influencia.

Intenta limitar el consumo de alcohol mientras desarrolles

tus nuevos hábitos de alimentación, pues cambiar los hábitos alimentarios ya es lo suficientemente difícil sin la desventaja añadida que esta droga produce.

Bajo nivel de azúcar en la sangre y comer con avidez

Cuando no se ingiere nada durante bastantes horas, el nivel de azúcar en la sangre disminuye y se siente una abrumadora necesidad de comer. A menudo, esta sensación lleva a comer con rapidez y de manera descontrolada: precisamente la conducta que el comedor impulsivo intenta evitar.

Los comedores impulsivos necesitan programar las comidas y los refrigerios con regularidad a fin de evitar los bajones de azúcar en la sangre. Intenta espaciar tus comidas un máximo de cinco horas o incluso menos, si es necesario. Esto mantendrá tu nivel de azúcar relativamente estable y te ayudará a evitar una reacción hipoglucémica.

No podrás controlar tu conducta alimentaria si tu cuerpo está tan privado de comida que tu apetito se vuelve voraz y no lo puedes controlar. Con un poco de previsión, es posible evitar este problema.

Comidas problemáticas

Aunque para los comedores impulsivos el punto central de su problema reside en las conductas alimentarias, y no en los tipos de comida, existen determinados alimentos que de un modo inexplicable parecen disparar el deseo de comer de una manera rápida y sin control. Las sustancias alimenticias que entran en esta categoría suelen ser, en especial, los refrigerios crujientes.

Las palomitas, por ejemplo. ¡Casi todo el mundo coge un puñado de palomitas incluso antes de haberse tragado las que tiene en la boca! Este movimiento constante que va de la mano a la boca y que acompaña al consumo de palomitas es el tipo de conducta que al comedor impulsivo le debería resultar difícil de eliminar. Por consiguiente, es mejor evitar los alimentos que se comen de este modo (palomitas, cereales, patatas fritas, etc.) al menos hasta que uno se encuentre en la fase de mantenimiento de su programa.

UNA VEZ COMPLETADO EL PROGRAMA

Los hábitos son pautas fijas de conducta que se han establecido durante largos periodos de tiempo. Por eso, cambiar los hábitos viejos e indeseables por otros más nuevos y útiles también requiere su tiempo.

Durante el programa de tratamiento te habrás centrado en cambiar tu entorno de alimentación y tu proceder mientras comes, además de utilizar refuerzos positivos e imágenes de aversión a fin de ayudarte a reforzar tus nuevos hábitos y debilitar los viejos. El resultado de todo esto es que vas por buen camino.

Sin embargo, esto es sólo el principio. Los nuevos hábitos que has empezado a desarrollar necesitan fijarse tanto como tus viejas pautas de conducta para que reemplacen las estrategias inadecuadas. En este sentido, el tiempo desempeñará un papel importante.

Si no dejas de utilizar las técnicas que has aprendido en este capítulo, perderás tu exceso de peso. Y todavía más, como habrás eliminado la verdadera causa de tu problema de peso, te mantendrás delgado: no sólo durante un tiempo, sino para siempre.

En la actualidad, veintidós años después de mi pérdida de peso inicial, todavía utilizo muchos de los procedimientos aquí descritos. Por ejemplo, me sirvo la cena en un plato de postre, y los primeros platos me los como con un tenedor también de postre. Asimismo, sigo usando las imágenes que me causan aversión para mantener a raya mi tendencia a engullir, y me elogio por mi buena conducta de alimentación (aunque cuando empecé a perder peso utilicé de forma extensiva las recompensas materiales, en este momento el simple elogio parece que es suficiente).

A nadie le gusta sentir que no controla la situación. Si controlas tu conducta de alimentación, en lugar de permitir que ella te controle a ti, te respetarás y confiarás en ti mismo, y obtendrás una nueva sensación de bienestar. Esto es lo que te mereces y lo que conseguirás, no sólo por el momento, sino para siempre.

3

El hedonista:
Eres lo que comes

Mary vivía para comer. De todos los placeres que ofrece la vida, comer era su favorito, el número uno. Le gustaban, en particular, los postres y se obsequiaba con ellos a diario.

—¿Cómo voy a adelgazar? —me preguntó Mary la primera vez que nos vimos—. Soy incapaz de renunciar a los dulces: en realidad los espero con ilusión.

—¿Hay algo que realmente te complazca además de los postres? —le pregunté.

—Bueno... en realidad, así de improviso no se me ocurre nada. Quizá necesitaría tener alguna afición o volver a estudiar o a trabajar.

De todas las razones por las que la gente come en exceso, las del hedonista son, tal vez, las que resultan más fáciles de comprender. El hedonista, sencillamente, se sobrealimenta por el disfrute que se deriva del sabor de la comida.

Obviamente, casi todos nosotros obtenemos algún grado de placer del acto de comer. Resulta mucho más deleitoso comer la comida que tiene buen sabor que la que no lo tiene.

Sin embargo, disfrutar de la comida sabrosa y desarrollar un estilo de vida basado en su ingestión, son dos cosas totalmente distintas. El hedonista encaja en la segunda definición: la comida para él es la forma de entretenimiento y de placer número uno.

No hay nada que le guste más que comer. Al mismo tiempo, los hedonistas son relativamente selectivos con lo que comen: sólo les interesa la comida que satisface su paladar. Esto no significa que todos los hedonistas sean *gourmets*, pero sí prefieren determinadas categorías de alimentos.

La selección de comida de los hedonistas tiende a concentrarse en estas dos categorías: dulces (comidas altas en azúcares) y grasas. Por lo tanto, los hay que sobrecargan su dieta con alimentos altos en azúcares, mientras que otros lo hacen con alimentos altos en grasas, y algunos con ambos tipos de productos a la vez. El problema reside en que los alimentos altos en grasas y azúcares suelen aportar muchas calorías, y por esta razón este tipo de personas se ven obligadas a luchar continuamente con su peso.

Recuerdo a Patricia, una hedonista con adicción a los dulces, que «necesitaba tomarse» cada día un postre al acabar de comer y de cenar. Pero aunque pesaba nueve kilos de más y su aspecto no la hacía muy feliz, la idea de renunciar a uno solo de sus postres se le hacía impensable. Obtenía un inmenso placer de estos caprichos diarios y no estaba dispuesta (al menos al principio) a renunciar a esta pequeña, pero significativa, satisfacción.

Cuando analizamos más de cerca su vida, no nos costó comprender por qué la comida había llegado a desempeñar en ella un papel tan importante. A los cuarenta y cinco años, ni se había casado, ni había tenido nunca una relación duradera con un hombre desde que dejó la universidad. Vivía sola, y únicamente tenía un par de amigos que, en realidad, eran más bien unos conocidos con los que compartía algunas actividades. Aunque tenía varias aficiones e intereses, además de su carrera de abogacía, consagraba una buena parte de su tiempo libre a cocinar, tanto comida salada como pastelería

Ante este panorama, una conclusión hipotética sería que el placer que Patricia extraía de la comida compensaba, al menos hasta cierto punto, la ausencia de relaciones significativas en su vida. Temerosa de confiar en la gente por miedo a que la hirieran, era incapaz de acercarse lo suficiente a otras personas para establecer relaciones importantes. Contrariamente a las relaciones, que siempre implican la posibilidad de experimentar dolor, comer era una alternativa «segura» para obtener placer de la vida diaria.

Hasta que Patricia no fue capaz de expandir su mundo, a fin de recibir la gratificación que brindan las relaciones íntimas y significativas con otras personas, no pudo renunciar a sus postres. Sin embargo, una vez que alcanzó este objetivo, su necesidad de obtener placer de la comida disminuyó y perdió peso.

Si consumes repetidamente alimentos altos en calorías para obtener placer y para distraerte, probablemente seas un comedor hedonista. Los alimentos que comes son la causa de tu exceso de peso.

Si eres un hedonista, puedes aprender a cambiar tus pautas de alimentación. Cambiando tu actitud hacia la comida y aprendiendo a extraer deleite y placer de actividades que no guarden relación con ella, te convertirás en la persona delgada que siempre has querido ser.

LAS CAUSAS DEL TIPO DE ALIMENTACIÓN HEDONISTA

Cuando estaba en la escuela universitaria de graduados, uno de mis profesores presentó los resultados de un estudio sobre la alimentación realizado con ratas, a las que se les permitió elegir entre la comida tradicional, que siempre ingerían, o galletas de chocolate. Los resultados de esta prueba de sabor fueron concluyentes: nueve de cada diez ratas prefirieron las galletas y se dirigieron directamente a ellas en todas las ocasiones.

¿Qué nos indica esto? En realidad, dos aspectos distintos e importantes. Los descubrimientos de este estudio sugieren, en primer lugar, que existen preferencias de sabor por los dulces que también prevalecen en otras especies de animales, no sólo en los seres humanos, y en segundo lugar, que esta preferencia es biológica o innata, no aprendida.

Este segundo punto es particularmente interesante ya que contradice la idea de que aprendemos a preferir determinados tipos de comida a través de nuestras experiencias. Creo que nadie duda de que las ratas no habían estado expuestas antes de que empezase el experimento a las galletas de chocolate ni a ningún otro tipo de galletas o de dulces. Dado que no tenían una historia asociada a los dulces, es evidente que la preferencia por este tipo de comida era automática e innata.

Muchos años más tarde se realizó un experimento similar con alimentos altos en grasas, y los resultados que se obtuvieron fueron similares: cuando se les ofrecía, las ratas preferían la comida alta en grasas a su alimento habitual.

Los hallazgos de estos dos estudios plantean problemas potenciales para las personas con exceso de peso que consumen muchos dulces o grasas. Si nosotros, por nuestra propia naturaleza, ya tenemos una preferencia innata por las comidas hipercalóricas, ¿cómo vamos a reducir con éxito su ingestión? En otras palabras, ¿cómo vamos a superar nuestra verdadera naturaleza?

Por fortuna, existen distintos métodos que resultan altamente efectivos para tratar nuestra tendencia a preferir este tipo de comidas. Estos métodos forman la base del programa de tratamiento para el hedonista. Ahora bien, antes de que entremos en ellos, me gustaría hablar de otro factor importante que contribuye a la excesiva indulgencia con las comidas altas en azúcares y en grasas.

Por definición, los hedonistas persiguen un enfoque de la vida basado en la búsqueda del placer, en lugar de la disciplina y la abnegación. Pero este estilo de vida es *aprendido*, y por lo tanto, puede desaprenderse.

En esencia, el enfoque hedonista de la comida es indisciplinado. Los hedonistas siguen el lema: «Si te hace sentir bien, hazlo», y cuando esto se aplica a la comida se traduce en: «Si sabe bien, cómetelo». Pero esta falta de control personal tiene consecuencias negativas: los hedonistas no sólo pesan más de lo que les gustaría, sino que probablemente y en secreto se sienten mal consigo mismos por su conducta indisciplinada (aunque, por otra parte, algunos hedonistas racionalizan muy bien sus indulgencias).

Si bien no tenemos el poder de alterar nuestra química innata (quizá siempre prefiramos las galletas de chocolate a las zanahorias), sí que tenemos la capacidad de inspeccionar y restringir nuestra propia conducta, a pesar de nuestros deseos y preferencias. El hecho de que, frente a la tentación, muchos adultos mantengan relaciones sexuales monógamas, atestigua nuestra capacidad de controlar nuestros impulsos biológicos.

En resumen, el hedonista es un producto de la naturaleza y de la educación. Y como en la mayoría de los problemas humanos, en esta pauta de conducta existen componentes biológicos (innatos) y ambientales (aprendidos). Aunque la tecnología actual todavía no nos permite alterar nuestras preferencias innatas de sabor, podemos alterar nuestra manera de vivir, y de este modo, controlar nuestro peso y nuestra conducta.

EL ENFOQUE PSICOLÓGICO PARA LA ALIMENTACIÓN HEDONISTA

El programa para hedonistas incluye cuatro técnicas específicas de tratamiento encaminadas a eliminar este tipo de sobrealimentación. Dos de ellas inciden directamente en el consumo desmesurado de productos con un alto valor calórico, mientras que las otras dos se centran en pensamientos y conductas que fomentarán un nuevo estilo de vida más sano.

A fin de reducir el consumo de las comidas altamente calóricas, aprenderás a reemplazar los alimentos hipercalóricos por otros con un menor contenido en calorías, y al mismo tiempo controlarás las porciones para disminuir la cantidad de comida que ingieres.

Programa para el hedonista

Método de tratamiento	Empezar
Sustitución de alimentos	Semana 1
Control de porciones	Semana 2
Obtener placer de las actividades alternativas	Semana 3
Desarrollar una actitud sana hacia la comida	Semana 4

Para triunfar en el control del peso, los hedonistas también deben enfrentarse a cuestiones más amplias sobre su estilo de vida, desarrollar la capacidad de obtener placer de actividades que no estén relacionadas con la comida y adoptar actitudes más sanas hacia ella, es decir: aprender a situar la comida en el lugar que le corresponde.

Antes de empezar el programa de tratamiento, necesitas recabar información detallada sobre tus hábitos de alimentación. Esta información te será muy útil a medida que aprendas cada una de las técnicas de tratamiento.

Completa el registro diario de comidas de la página 50 durante un mínimo de una semana y anota con todo detalle las comidas que tengan un alto contenido en azúcares y en grasas. Tampoco es necesario que apuntes todas las cosas que comes (a menos que también seas un comedor impulsivo), sino sólo la comida que entra en las categorías de alta en azúcares o alta en grasas.

Si tienes dificultades para distinguir qué productos tienen un alto contenido en azúcares y cuáles no, la siguiente lista contiene ítems que son altos en azúcares:

Galletas	Donuts
Pasteles	Gaseosas
Tartas, bizcochos	Helados
y hojaldres de frutas	Batidos
Caramelos, bombones	Bollos
Postres de gelatina	Sorbetes, refrescos
Budín y natillas	Barritas de cereales
Magdalenas rellenas	Cereales azucarados
(por ej. con arándanos)	Jalea y confitura
Chocolate	

Recuerda, lo que nos interesa en este caso son las calorías, no el azúcar como tal. Por consiguiente, deberías comprobar el contenido calórico de tus dulces favoritos, o bien leyendo la información nutritiva en el paquete del producto o consultando un libro de calorías.

Si tus comidas problemáticas suelen ser aquellas que tienen un alto contenido en grasas, puedes obtener información detallada sobre el contenido en grasas de un alimento en particular mirando su cantidad de gramos de grasa o el porcentaje de calorías que se obtiene por la grasa que contiene. Estos datos también aparecen en la etiqueta que habla de la composición analítica de los valores de nutrición de la mayor parte de alimentos o puedes extraerlos de una guía de alimentación (algunos libros incluyen listas de calorías además de un análisis nutricional detallado que te proporciona toda la información que puedas necesitar).

En las dos columnas que aparecen a continuación incluyo una serie de alimentos de consumo frecuente con un alto contenido en grasas:

Frutos secos, incluido
   el cacahuete
Mantequilla, margarina
   y aceite (todo tipo)
Alimentos fritos
Nata enriquecida
Batidos de leche
Mayonesa
Aliños para ensaladas
   (excepto los de bajo o nulo
   contenido en grasas)
Beicon
Salchichas

Casi todos los quesos
   (excepto feta, ricota
   y los bajos en grasas)
Salchichas de Frankfurt
Patatas fritas, doritos de
   maíz, nachos
Jamón
Embutidos en general
Salami
Pato
Paté
Costillas

Por supuesto, existen otros alimentos que son altos en grasas y en azúcares (p.ej. el helado) que podrían aparecer en ambas «listas de alimentos problemáticos». Ahora que tienes una idea bastante más clara de los alimentos que son un problema para ti, vayamos a las herramientas que utilizarás a fin de cambiar lo que comes.

ENGAÑAR TUS PAPILAS GUSTATIVAS CON ALIMENTOS SUSTITUTIVOS

Si adoras los alimentos dulces, siempre vas a adorar los alimentos dulces, así que estás condenado a sufrir de exceso de peso para siempre, ¿correcto? Incorrecto. Lo que adoras no es el alimento, sino el *sabor* de ese alimento, en este caso, el sabor dulce. Esto nos proporciona una parte de la respuesta: si utilizas el método de los *alimentos sustitutivos*, podrás satisfacer la necesidad de experimentar un sabor dulce sin consumir alimentos altamente calóricos.

Resulta sencillo: la sustitución de los alimentos es la manera de reemplazar los que son problemáticos por una alternativa más baja en calorías con un sabor similar. Las alternativas pueden tener un contenido reducido en grasas o en azúcares (por ejemplo, la leche desnatada), ser alimentos elaborados con sustitutos de la grasa o del azúcar (como el Olean o el NutraSweet), o ser productos totalmente distintos que tienen un sabor similar pero que son naturalmente bajos en calorías (como la naranja en lugar del sorbete de naranja).

Los ejemplos más obvios de alimentos sustitutivos provienen del gran surtido de productos bajos en grasas, con un contenido reducido en grasas y libres de grasas que hoy en día se encuentran a nuestra disposición en los supermercados. Hay mayonesa, crema ácida, salchichas de Frankfurt y hasta palomitas de maíz con un menor contenido de grasa, es decir, alimentos diseñados a fin de proporcionar un sabor similar con un menor contenido en grasas y en calorías.

Además, recientemente ha salido al mercado el primer sustituto de la grasa (Olean). Aunque en el momento en que escribo este capítulo este sustituto de la grasa sólo se utiliza en las patatas fritas, espero que, cuando estés leyendo esto, se habrá extendido mucho más y estará incluido en una buena variedad de productos alimenticios.

Del mismo modo, los alimentos con un contenido reducido de azúcares (p. ej., «la mitad de azúcar») y los productos que contienen sustitutos del azúcar, como el NutraSweet, pueden suplir los alimentos altos en calorías y repletos de azúcar. Muchos de estos alimentos saben muy bien, a veces tan bien como los originales, pero sin la capacidad de engordar de éstos.

Comiendo alimentos con un contenido en grasas y azúcares reducido, además de los elaborados con sustitutos de las grasas y del azúcar, disminuirás automáticamente la cantidad de calorías que ingieres.

Ahora bien, algunos hedonistas suelen consumir más cantidad de un producto cuando éste contiene un sustituto de la grasa o del azúcar o cuando el contenido en grasas o azúcares es reducido. Por ejemplo, reemplazan la habitual cucharada de crema ácida sobre la patata cocida, por una cucharada colmada (que equivale a dos normales) de crema ácida baja en grasas. O el puñado de patatas fritas corrientes que se comían de vez en cuando, por un paquete al día de las nuevas patatas fritas sin grasas. Y así acaban consumiendo las mismas o más calorías, pese a utilizar alimentos bajos en calorías.

Pero probablemente esto se debe a dos razones. La primera es que mucha gente se persuade a sí misma y piensa que puede tomar una mayor cantidad de un producto más bajo en calorías porque su nivel calórico es menor. Pero esto no es cierto; si se come demasiada cantidad de una comida baja en calorías, ésta se acaba convirtiendo en un alimento «alto en calorías».

Sara es un buen ejemplo de la persona que hace esto. Era una hedonista incapaz de reemplazar los alimentos por sustitutos más bajos en calorías: sencillamente incrementaba su consumo de modo que acababa por ingerir las mismas o incluso más calorías. En el supermercado, compraba un pastel para hornear con un contenido calórico reducido. Pero como el pastel era bajo en calorías —sólo 120 por porción— se pensaba que de algún modo eso significaba que podía comerse varias porciones al día.

La segunda razón por la que creo que la gente tiende a comer más de algunas comidas con un contenido reducido en grasas y azúcares (es menos probable que entren en esta categoría los productos con sustitutos del azúcar y de la grasa), es porque necesita una mayor cantidad de estos productos para conseguir la sensación de sabor que persiguen. Hace poco compré una confitura de fresa baja en calorías en vez de la que compraba siempre, más alta en calorías, y que tomo para desayunar. Aunque sabía que no era lo mismo, me descubrí sirviéndome más de tres veces de este nuevo producto debido a que era bastante menos dulce que la confitura normal. Al final, volví a mi vieja confitura favorita porque, con ella, consumía de hecho menos calorías.

No todos los hedonistas responden como Sara o como yo. Pero he visto tantos casos que debo advertirte de esta posibilidad.

Una alternativa para reemplazar los alimentos altos en grasas y en azúcares por otros con un contenido reducido de grasas y azúcares, o por sustitutos de la grasa y del azúcar, es reemplazar las comidas altas en calorías por otras completamente distintas, más bajas en calorías, pero que son similares en cuanto al sabor. Permíteme que te dé algunos ejemplos.

Admito que adoro las comidas altas en grasas: sobre todo cualquier cosa que contenga queso o salsas (pizza, fetuccini Alfredo, nachos) y los fritos (patatas fritas, pollo frito). Ahora bien, como también me gusta la esbeltez, tuve que aprender a engañar a mis papilas gustativas para que se sintieran satisfechas con alternativas naturales más bajas en calorías.

Vamos a ello: mi pizza de ricotta. Siempre me ha encantado la pizza, pero la mozzarella y la salsa de tomate rebosante de aceite que cubren la masa son, definitivamente, prohibitivas para mí.

Por fortuna, hoy en día muchos restaurantes italianos y establecimientos donde venden pizzas ofrecen especialidades individuales de *gourmet*, en las que puedes pedir que te pongan exactamente lo que quieres sobre tu base de masa. Así pues, cuando encargo la mía, sólo pido queso ricotta y verduras —sin salsa, sin mozzarella y sin parmesano—, sólo queso ricotta y verduras.

Aun así, no puedo decir que sea una creación enteramente libre de grasas, ya que por lo general las verduras están rehogadas en aceite de oliva y ajo. Pero esa no es realmente la cuestión. La cuestión está en reducir *el número de calorías* consumidas, y mi pizza alternativa tiene menos de la mitad de calorías que la ordinaria. De este modo satisfago mi anhelo de pizza sin sacrificar mi figura.

¿Recuerdas a Patricia, la hedonista que adoraba los dulces de la que te he hablado al principio de este capítulo? ¿La que siempre tenía que tomar un postre después de cada comida y de cada cena?

Pues bien, un día la puse al corriente de este truco que yo llevaba utilizando durante años (sí, me encantan los postres casi tanto como me encantan las comidas altas en grasas). El secreto es el siguiente: un caramelo duro de menta después de cada comida. Así es, ese caramelo rojo, blanco y duro, me sirve de postre tras la comida del mediodía y de la noche y me aporta el intenso sabor dulce del azúcar, que ansío tras las comidas, sin añadir más que unas pocas calorías (cada uno contiene alrededor de veinticinco calorías).

Ya sé lo que piensas y hasta puedo oírtelo decir: «Un caramelo de menta no es un postre», y tienes razón. Pero recuerda, el hedonista no está atado a la comida en sí misma, sino al sabor que produce. No comes el caramelo de menta con la intención de que te llene (los alimentos que has ingerido durante la comida deberían haberlo hecho), sino para satisfacer la necesidad de un sabor específico que, por la razón que sea, algunas personas parecen necesitar.

Otro alimento que a menudo utilizo como sustituto de un dulce es una naranja. Para mí, la naranja madura tiene un intenso sabor dulce que me resulta muy satisfactorio.

Puedes pasarte a los alimentos con un nivel reducido en grasas y azúcares y a los sustitutos de las grasas y del azúcar de los que he hablado anteriormente, y si eso te funciona, perfecto.

Pero si eres como muchos otros hedonistas, y con esta sustitución lo único que consigues al final es comer más y consumir la
misma cantidad de calorías, entonces deberías considerar la utilización del enfoque alternativo de alimentos, en el que reemplazas las comidas con un alto nivel calórico por otras totalmente
distintas que producen un efecto similar en tu paladar.

La siguiente lista incluye unos pocos ejemplos de alimentos
(algunos con un porcentaje menor de grasas y de azúcares, otros
que contienen sustitutos de la grasa y del azúcar y alternativas que por sí mismas son bajas en calorías) que para mí funcionan bien como alternativas a los alimentos altos en calorías.
Prueba los que creas que pueden funcionar en tu caso, aunque
tienes plena libertad para crear y proponer otros.

Muestra de alimentos sustitutos y alternativos

Para	Sustituto
Chocolate	Caramelo duro con sabor a chocolate, o un chocolate caliente de régimen, o un polo de chocolate de régimen
Helado	Yogur congelado, o un polo con sabor a frutas, o un batido bajo en calorías
Patatas fritas	Palomitas de maíz sin grasas, o tortas de arroz
Crema ácida	Queso fresco bajo en grasas
Salsa para ensaladas	Vinagre balsámico, o un aderezo a base de yogur

Ahora vuelve al registro diario de comidas que has rellenado
antes. Comprueba qué alimentos son los que te causan problemas e intenta sugerir otros alternativos que puedas utilizar como
sustitutos más bajos en calorías.

Como hedonista tienes exceso de peso porque eliges mal la
comida. De los cinco perfiles distintos de comedores, el tuyo
precisa que establezcas cambios en lo que comes. Ya sea mediante la utilización de productos con un menor porcentaje de grasas
y de azúcares, o elaborados con un sustituto de la grasa o del
azúcar, o bien que sean por su propia naturaleza más bajos en

calorías (o alguna combinación de los tres), debes empezar de inmediato a reemplazar los alimentos altos en calorías por alternativas más bajas en calorías.

TENER EL PASTEL Y COMÉRTELO TAMBIÉN

Otro modo de abordar el problema de las papilas gustativas es concederte algunos de los alimentos altos en calorías que deseas, pero limitar estrictamente el tamaño de las porciones. De esta manera podrás «tener el pastel y comértelo también». Sin embargo, sólo te servirás un pequeño trozo y no una porción gigante.

Reduciendo el tamaño de las porciones, disminuirás de forma significativa la cantidad de calorías que consumes. Pero, ¿cómo puedes contentarte con menos cuando, en realidad, quieres más?

La respuesta está en hacer que menos parezca más. Si te comes la comida que te causa problemas muy, muy lentamente, saboreando todos y cada uno de los bocados, posiblemente te engañarás a ti mismo y te sentirás satisfecho con porciones más pequeñas.

Esta técnica funciona por dos razones. Primero, porque al comer más despacio se aumenta el tiempo que se necesita para comer. El tiempo total que utilizarás ahora acabará por ser aproximadamente el mismo que habrías empleado si hubieras comido la cantidad habitual y de la forma habitual. Al tardar lo mismo en comer menos, embaucas a tu cuerpo haciéndole creer que has comido bastante.

En segundo lugar, también funciona porque al centrar toda tu atención en cada bocado —masticando la comida con lentitud y dándole vueltas en la boca— obtienes más «placer por cada dólar» (o más placer por cada bocado, en este caso). La cantidad de sabor que consigues aumenta porque la comida permanece más tiempo en tu boca. Tu cuota de sabor se ve satisfecha con menos comida.

No, tu estómago no estará tan lleno como lo estaría con porciones más grandes, pero si es necesario puedes llenarte fácilmente con otros alimentos que no te causen problemas. Aunque esto no debería preocuparte, ya que para el hedonista la cuestión está en el sabor, no en el hambre. El sabor de la comida y el placer resultante que produce son los que le llevan a comer, y no la sensación de hambre o de saciedad que siente el estómago.

Una de las cosas que más me gusta comer en el mundo son las galletas de higos Newton. De vez en cuando, me permito una galleta. Me la tomo muy despacio y saboreo cada bocado. Probablemente al comerla de este modo experimento lo mismo que otra persona que se comiera tres. El tiempo que yo tardo en comerme mi única galleta, más la cantidad de satisfacción que me proporciona su sabor y que experimento por la forma en que lo hago (saboreando cada migaja), me permite sentirme satisfecha con sólo una.

Conviértelo en un juego: comprueba cuánto tiempo tardas en comerte una porción más pequeña. ¡Verás que, en realidad, menos puede ser más!

¿TODAVÍA NO NOS DIVERTIMOS?

Si tuvieses que recoger la opinión de un centenar de hedonistas, probablemente al menos noventa admitirían que comer es la actividad de la que más disfrutan. La mayoría dependen de la comida para obtener su porción de placer diario.

Por lo tanto, como ya he dicho, el comedor hedonista debe establecer cambios en lo que consume a fin de conseguir un control de peso permanente. Sin embargo, aunque estos cambios son una condición necesaria para este fin, no bastan por sí solos. Para adelgazarse y permanecer delgados, los hedonistas también deben aprender a obtener placer de otras actividades que no guarden relación con comer.

Pues bien, una vez admitido que en tu lista de actividades deleitables probablemente situarás la de comer en primer lugar, ¿qué hay de esas cosas que pondrías en el segundo, tercero o cuarto lugar? ¿Qué más te gusta hacer o qué cosas nuevas te gustaría probar?

Quizá ya sepas qué tipo de actividades te resultan placenteras. Si es así, entonces juegas con ventaja. Pero, ¿qué ocurre si realmente no has mirado tu vida desde esta óptica? ¿Si no sabes o no has explorado lo que te gustaría hacer?

Debido a los años que dediqué a la universidad, a la escuela de graduados universitarios, al posgrado y después a mi carrera profesional, las cosas que me solían gustar, las fui olvidando a medida que me hacía mayor. Sin embargo, hubo un tiempo en que mis intereses académicos estuvieron equilibrados con actividades artísticas y creativas: tocaba el piano, iba a clases de ballet, dibujaba, cocinaba y cosía.

Al cumplir los treinta años, cuando ya estaba cómodamente establecida en mi carrera, me pregunté qué le había pasado a esa faceta mía, y me di cuenta de que la chica artística y creativa no había desaparecido. Sólo había quedado oculta durante un tiempo.

Curiosamente, cuando retomé algunas de estas actividades, descubrí que tenían efectos positivos en muchos aspectos de mi vida. Adquirí una perspectiva más amplia en mi trabajo, me llené de energía, perdí interés por la comida y empecé a entusiasmarme con mi tiempo libre. ¿Y por qué no? Ahora tenía algo distinto, aparte de la comida y el trabajo, que esperaba con ilusión.

¿Te acuerdas de las cosas que te gustaba hacer? ¿Tienes aficiones, intereses u objetivos que has apartado porque te has visto demasiado involucrado en otras cosas? Si dejaras la comida a un lado, ¿cómo sería para ti un día perfecto? ¿Qué harías?

Como hedonista exiges, y necesitas, obtener placer cada día. Pero para solucionar tu problema de peso de una vez por todas, necesitas hacer un esfuerzo consciente y concertado con el fin de incorporar actividades y acontecimientos placenteros a tu vida.

Al principio, sustituir la comida por actividades alternativas placenteras te parecerá muy pobre. Eso te pasa porque estás acostumbrado a recurrir a la comida como tu dadora de placer. Sin embargo, cuando dediques un poco de tiempo a desarrollar tu nuevo enfoque, descubrirás que esperas con anticipación ese otro tipo de actividades para que te brinden placer y alegría. Con el tiempo, dejarás de añorar el viejo modo de hacer las cosas porque tendrás una manera nueva y mejor: ¡una que te proporcionará placer y que no te hará engordar!

Hace veintidós años seguí este mismo consejo que ahora te estoy dando a ti. Hice una lista de actividades placenteras alternativas para sustituir con ellas el placer que me proporcionaba la comida. Así pues, en lugar de tomarme un postre después de

la cena, me iba a dar un paseo, y la barra de chocolate de la tarde, la sustituí por una taza caliente de té y la lectura de un capítulo de una novela de misterio. En otras palabras, cambié los
dulces por otros placeres.

Después, cuando hace algunos años dejé de fumar, surgieron
muchas de las viejas batallas a las que me había enfrentado a la
hora de abordar mi problema de peso. Dejar el tabaco fue similar
a lo que experimenté cuando reduje mi ingestión de dulces, pero
todavía más difícil. De hecho, me abandonaba con mucha más
frecuencia a los cigarrillos que a los dulces: el promedio era de un
cigarrillo cada veinte o treinta minutos mientras estaba despierta.
Durante muchos años, no había nada que disfrutase tanto como
fumar un cigarrillo (y admito con vergüenza que intencionada-
mente incrementé el número de cigarrillos como sustituto placentero cuando reduje la comida), y ahora iba a tener que encontrar algo que me ofreciese un poco de alegría casi constantemente.

Por supuesto, podría haber vuelto a los dulces. De hecho, es
lo que hice durante unos pocos meses. Pero cuando me di cuenta de que ganaba peso, recordé cómo me sentía conmigo misma
en los tiempos en que estaba gorda. No iba a aceptar un yo no fumador y gordo en lugar de mi yo delgado y fumador. Ni tampoco estaba dispuesta a volver a fumar. Atacaría mi atracción por la
nicotina de la misma manera que había conquistado mi atracción por los dulces.

Ahora bien, había otro pequeño problema adicional. Muchas
de las actividades en las que hallaba deleite las asociaba en gran
medida con fumar. Mientras cuidaba el jardín, fumaba. Mientras cosía, fumaba. Mientras leía, fumaba.

Debido a estas asociaciones, decidí emprender nuevas actividades: algunas de las que siempre había pensado que quizás me
gustarían y otras que empecé con la esperanza de que probablemente me gustasen. ¡Y adivina que pasó! Pues que no hubo más
cigarrillos ni más dulces, ya que encontré el placer que buscaba
en esas nuevas actividades.

Me llevó algún tiempo y no fue fácil, pero la recompensa fue
inmensa. Al expandir mis intereses, expandí mi vida: nuevas pasiones, nuevas amistades con las que compartir esas pasiones,
un nuevo entusiasmo por la vida. Además ahora ya no necesito
una «subida» de nicotina o de azúcar para sentirme bien: me
siento bien por lo que hago y no por la comida o las drogas.

Pero antes de que puedas empezar a sustituir la comida por actividades que no guarden relación con comer, necesitas armarte de las que utilizarás como alternativa. El cuadro que viene a continuación te servirá para elaborar la lista de las actividades placenteras que deseas poner en práctica como alternativa a la comida. Anota las que estés realizando en estos momentos, las que solías hacer y que quizá te gustaría retomar, y las que quieras probar.

Actividades placenteras

1._____

2._____

3._____

4._____

5._____

6._____

7._____

8._____

9._____

10._____

Vuelve a tu registro de alimentación diario para ver en qué momentos del día sueles consumir las comidas problemáticas: será precisamente entonces cuando tendrás que hacer uso de una alternativa. Pon en práctica una de tus actividades placenteras alternativas a la hora en la que normalmente consumirías tu comida alta en calorías.

Evidentemente, si el alimento problemático aparece durante el almuerzo o la cena, no vas a levantarte y dejar a tu familia sentada a la mesa mientras tú te das un baño de espuma o llevas a cabo algún otro tipo de actividad placentera alternativa. Pero no olvides que tan pronto como te sea posible después de comer, debes concederte una forma de placer alternativo.

Nunca me olvidaré de Gary, un hedonista que decidió sustituir el helado de después de cenar por mantener relaciones sexuales con su mujer. Pues bien, ¡no sólo perdió peso sino que mejoró su relación con ella!

En realidad no importa qué actividad utilices siempre y cuando te haga sentir bien. Recuerda, el hedonista tiene exceso de peso porque utiliza la comida para generar placer. Si aprendes a confiar en actividades no relacionadas con comer para satisfacer esta necesidad, reducirás la ingestión de alimentos problemáticos y perderás peso.

CÓMO PONER LA COMIDA EN LA PERSPECTIVA ADECUADA

¿Comes para vivir o vives para comer? Si eres un hedonista, ya conoces la respuesta a esta pregunta: vives para comer. Y como la mayoría de hedonistas, probablemente eres incapaz de imaginarte que se puede vivir de otro modo. Pero como ocurre con casi todas las cosas, tu actitud hacia la comida es una creencia que has adquirido con el tiempo.

Muchas experiencias contribuyen a la forma que tenemos de considerar la comida, pero ninguna nos influye tanto como la actitud y la conducta de nuestros padres hacia ella. Los padres (por lo general las madres) determinan nuestra comprensión del propósito y el lugar que ocupa la comida en nuestra vida.

De pequeños, nuestros padres son los que determinan qué y cuándo comemos. Muchas familias tienen un horario de comidas fijo y desaprueban que se tomen refrigerios entre horas. Les enseñan a sus hijos que la comida proporciona nutrientes importantes que alimentan y vigorizan el cuerpo, y les inculcan la importancia que tiene comer con regularidad. Este tipo de familias suelen estar orientadas hacia la nutrición y ofrecen a sus hijos alimentos sanos y una dieta equilibrada.

Otras, sin embargo, por una variedad de razones, no siguen una rutina estricta a las horas de la comida, y a menudo dejan a los niños abandonados a abastecerse por sí mismos: comen lo que quieren siempre que quieren. Este tipo de actitud fortuita hacia el acto de comer es campo abonado para el futuro hedonista.

Además, a través de su propia conducta, los padres sirven de ejemplo y de modelo para sus hijos. ¿Acaso tus padres utilizaron la comida como una forma de entretenimiento? ¿Era la comida algo en lo que confiaban para obtener felicidad y placer? ¿Cedían con frecuencia a sus impulsos de comer alimentos que engordaban?

Aunque en el pasado hayas aprendido que la función principal de la comida es la de servir de fuente de placer y de entretenimiento, ahora puedes desarrollar una actitud más sana hacia ella.

Cambiar tu actitud hacia la comida se da la mano con las técnicas de tratamiento que ya hemos explicado. Te resultará mucho más sencillo utilizar el método de sustituir la comida, reducir las porciones de los alimentos problemáticos y reemplazar el acto de comer por actividades placenteras alternativas cuando creas que el propósito de los alimentos es el de proporcionar nutrientes y energía al cuerpo y no hacer que te sientas bien. (También debes saber que esto puede funcionar al revés: cambiar tu conducta mediante la utilización de los tres procedimientos puede, en consecuencia, producir un cambio de actitud.)

¿Cómo se cambia la actitud hacia la comida? Bueno, como una actitud se basa realmente en unos pensamientos que se encuentran en nuestra mente (se compone de lo que pensamos acerca de algo), la forma más directa de alterarla es abordando estos pensamientos. Modificando el tipo de cosas que nos decimos a nosotros mismos es posible desarrollar nuevas maneras, más sanas, de contemplar la comida.

Para cambiar tu actitud hacia la comida, primero deberás identificar los pensamientos ineficaces que tienes a fin de reemplazarlos por otros más provechosos. Y además, tendrás que ser capaz de identificar tus pensamientos inútiles sobre la comida a medida que te vengan a la cabeza. Esto requerirá un poco de práctica.

Los pensamientos poco provechosos que los hedonistas tienen sobre la comida normalmente se relacionan con el deleite, el placer y el entretenimiento. Por ejemplo, suelen pensar cosas como: «¡Un helado con crema, frutas, almíbar, nueces y caramelo caliente me sentaría estupendamente!»; «¡Sería divertido salir ahora a comprar comida italiana!»; «¡Realmente podría ir por una barra de chocolate ahora mismo!». Si primero prestas atención a esos pensamientos tal y como van apareciendo y después los reemplazas por otros nuevos que reflejen una actitud más sana hacia los alimentos que consumes, serás capaz de cambiar lo que actualmente piensas sobre la comida.

Para identificar los pensamientos poco beneficiosos en este sentido, haz fotocopias de la plantilla «Pensamientos diarios sobre la comida» que encontrarás a continuación y completa una nueva página cada día. Si esto te resulta muy difícil, intenta prestar atención a los impulsos que sientes hacia la comida, impulsos que suelen estar activados por los pensamientos poco beneficiosos; normalmente, si se presta atención a los impulsos, es posible «retroceder» hasta los pensamientos.

Pensamientos diarios sobre la comida

Fecha:_____

Pensamientos sobre la comida:

_____
_____
_____
_____
_____
_____
_____
_____
_____
_____

El siguiente paso en el proceso de cambiar tu actitud hacia la comida es sustituir los pensamientos poco provechosos que acabas de identificar por otros que sean beneficiosos. Si puedes reconocer los que son problemáticos tan pronto como aparecen y los reemplazas de inmediato por los nuevos y útiles, los cambiarás.

Por ejemplo, si piensas: «Con un postre, esta comida sería perfecta», combátelo con: «El postre está lleno de azúcar y de calorías y tiene poco valor nutritivo» o «Ya he comido bastante, no necesito tomarme un postre».

Aunque al principio del proceso quizá discutas contigo mismo con bastante frecuencia y en realidad no asumas los nuevos pensamientos, con el tiempo los adoptarás como propios. Al final los nuevos pensamientos, más sanos, surgirán espontáneamente sin necesidad de evocarlos de un modo intencional o de autosugestionarte. Cuando consideres que tus nuevos pensamientos son un nuevo hábito, igual que cualquier otro, comprenderás de qué modo la práctica produce, a la larga, estos resultados.

Cuando Deirdre, una comedora hedonista que adoraba el chocolate, con la que trabajé hace algún tiempo, llevó a cabo la inspección de sus pensamientos diarios, pronto quedó claro que con bastante frecuencia éstos la empujaban hacia el chocolate y que, por lo general, terminaba rindiéndose a ellos. A fin de trabajar para cambiar su actitud con respecto a este alimento en particular, desarrollamos la siguiente defensa contra los ataques de chocolate: «La única razón por la que quiero tomar chocolate es para que me haga sentir bien, pero yo ya no utilizo la comida para sentirme bien. Me siento bien cuando hago cosas que me interesan y cuando estoy en compañía de la gente importante de mi vida».

Le costó un poco, pero al cabo de unos meses de práctica, perdió buena parte de su deseo de consumir chocolate. De algún modo, se «había convencido a sí misma» al cambiar el tipo de cosas que se decía mentalmente. Había cambiado su actitud hacia el chocolate.

Beth, una hedonista propensa a los alimentos con alto contenido en grasas que se toman como tentempié, utilizaba un procedimiento ligeramente distinto. Al combatir sus pensamientos problemáticos sobre las patatas fritas, los cacahuetes y otros refrigerios similares, adornaba y exageraba los aspectos negativos de dichos productos: «Estas patatas rezuman aceite. Son repugnantes y me taponarán las arterias».

En definitiva, Beth «se provocó repulsión» a fin de resistirse a su deseo de comer patatas fritas. Después de utilizar repetidas veces este procedimiento, hoy casi nunca siente el impulso de consumir este tipo de alimentos. Su actitud ha cambiado para mejor.

Utiliza algunos de los pensamientos que has anotado en tu hoja de pensamientos diarios sobre la comida, y propón algunos pensamientos útiles y alternativos que puedas utilizar para combatir tus pensamientos problemáticos sobre la comida.

Pensamiento problemático:

_____

_____

_____

_____

Pensamiento opuesto:

_____

_____

_____

_____

Si cambias el tipo de cosas que te dices a ti mismo, conseguirás cambiar tu actitud hacia la comida. Si cambias tu actitud hacia la comida, te resultará mucho más fácil resistirte a los alimentos altos en calorías que hasta ahora has utilizado para entretenerte y hallar placer.

OTRAS COSAS QUE DEBERÍAS SABER

Estimulantes

Puede que los hedonistas que utilizan la cafeína o la nicotina, aumenten el consumo de estas sustancias a medida que reduzcan su ingestión de alimentos altos en calorías. Dado que estas sustancias las consumes para sentirte bien, es fácil que recurras a ellas para obtener la exaltación que ahora echarás de menos al haber renunciado a los alimentos con contenidos altos en grasas y en azúcares.

El mayor problema que esto comporta (aparte de los riesgos para la salud) es que este tipo de sustancias psicoactivas te obstaculizan el aprendizaje de nuevas destrezas. ¿Para qué aprender a obtener placer de unas actividades alternativas si bebiendo más café o fumando más cigarrillos ya te sientes bien?

Estáte atento para no caer en esta trampa. Aprende y confía en los métodos de tratamiento que se han explicado en este capítulo en lugar de dejarte llevar por los estimulantes.

Alcohol

De la misma forma que los estimulantes, para los hedonistas que buscan el placer, el alcohol también puede convertirse en un fácil sustituto. Si te gustan las bebidas alcohólicas, sé cauteloso y no incrementes su consumo a medida que reduzcas tu ingestión de comida. Recuerda, se trata de aprender a hallar placer y a disfrutar de otras actividades, y no de cambiar un mal hábito por otro.

Bajo nivel de azúcar en la sangre

Es muy recomendable que comas regularmente a fin de evitar bajones extremos del nivel de azúcar en la sangre. Si no comes nada durante demasiado tiempo, después puede que sientas un abrumador impulso de hacerlo. Cuando los hedonistas se sienten así, por lo general suelen echar mano de sus alimentos altos en calorías preferidos.

Para evitar este problema potencial, intenta programar tus comidas dentro de un horario regular y con un intervalo de unas cuatro o cinco horas entre ellas. Si mantienes un nivel de azúcar en la sangre relativamente estable, las probabilidades de que sigas este programa y de que mantengas el control aumentan considerablemente.

Hormonas e impulsos alimentarios

Más o menos una semana antes de su período menstrual, las hedonistas femeninas atraviesan un momento que resulta particularmente delicado. Muchas mujeres, incluso las que no tienen problemas con la alimentación, experimentan un aumento del deseo de consumir alimentos hipercalóricos (sobre todo dulces) durante los días previos al inicio del período.

Estos impulsos suelen estar causados por los cambios hormonales. Ahora bien, saber que existe una razón biológica no facilita las cosas a la hedonista que habitualmente ya tiene dificultades para renunciar a los alimentos altos en calorías. Por lo tanto, las hedonistas premenstruales deben ponerse en guardia y utilizar los métodos de tratamiento que aparecen resumidos en este capítulo.

TRAS COMPLETAR EL PROGRAMA

El deseo de experimentar placer forma parte de la naturaleza humana, aunque para el hedonista se traduce en comer alimentos altos en calorías.

Como has aprendido en estas páginas, para adelgazarse y permanecer delgados, los hedonistas no sólo deben cambiar lo que comen, sustituyendo algunos alimentos y reduciendo el tamaño de las porciones, sino que también necesitan ajustar sus actitudes y cambiar su conducta a fin de que la comida tenga un papel menos importante en su vida.

El hedonismo no es una condición que desaparece. Es una característica individual que debe tratarse mediante el ejercicio de la disciplina y el control sobre la manera en que vives tu vida. Las técnicas que has llegado a dominar te ayudarán a actuar de este modo no sólo en relación con tu peso, sino también, si así lo deseas, con otros excesos o conductas problemáticas que quieras eliminar.

Para superar mi propio problema de peso, tuve que enfrentarme a mis tendencias hedonistas. A menudo utilizaba la comida para que me proporcionase placer y entretenimiento y, con frecuencia, era indulgente con los alimentos altos en grasas y azúcares. Puedo decir, con toda sinceridad, que ya no recurro a la comida como mi fuente principal de placer. De hecho, muy pocas veces tomo alimentos altos en calorías, y si lo hago, controlo el tamaño de la ración. Ahora considero que la comida sólo es el combustible necesario para que mi cuerpo funcione y contemplo las actividades y las relaciones, no la comida, como mis fuentes de placer y entretenimiento.

Obviamente, he necesitado muchos años para ajustar mi actitud y mi conducta. Pero con práctica y perseverancia, tú también alcanzarás tu objetivo.

Si lo haces así, no sólo perderás el exceso de peso, sino que no recuperarás los kilos perdidos, al igual que yo. Esta vez vas a triunfar de verdad porque, finalmente, habrás dado con el núcleo del problema.

4

El reductor de estrés:
Disminuir el estrés es disminuir
la gordura

Jenny estaba desesperada. Desde que dejó de fumar no había parado de engordar. Antes utilizaba los cigarrillos para relajarse, pero en esos momentos, en lugar de fumar, comía en exceso. Al principio pensó que, con el tiempo, comería con normalidad, pero después de tres años, el peso en la balanza no dejaba de aumentar.

—¿Qué voy a hacer? —me preguntó en nuestra primera sesión—. Cada vez que siento estrés, me da por comer.

—Por lo que parece tienes dificultades para manejar el estrés y la ansiedad. No has resuelto tu principal problema —tu ansiedad—, y ahora utilizas una sustancia distinta para intentar eliminarla —le contesté.

Jenny, igual que millones de personas con sobrepeso, utilizaba la comida como una manera de manejar el estrés. En su caso, la comida y el exceso de peso se convirtieron en un problema cuando dejó de fumar. En lugar de aprender a salir adelante y minimizar los efectos de la tensión, reemplazó un mal hábito por otro. Hasta que no abordara su problema directamente, continuaría engordando.

Como has visto en el capítulo 1, los reductores de estrés utilizan la comida para aliviar la tensión y relajarse. Cuando su tensión aumenta, también aumenta la cantidad de comida que ingieren. La ansiedad funciona como un disparador emocional que les empuja a comer.

Son muchas las personas que utilizan ocasionalmente la comida para calmarse o relajarse ante situaciones difíciles o tensas.

Ahora bien, las que lo hacen de forma regular, entregándose con frecuencia a la comida para minimizar las tensiones y las angustias de la vida diaria, encajan perfectamente en el perfil de los reductores de estrés.

Por lo general, nuestra vida diaria está llena de pequeños (y a veces de grandes) disgustos y momentos difíciles. Conducir por la autopista para ir al trabajo, el cuidado de los hijos, los conflictos con la familia o los amigos, las cosas que no funcionan en casa, constituyen problemas, todos ellos, que pueden provocar ansiedad e incomodidad.

Sin embargo, para el reductor de estrés esta tensión significa una llamada hacia la nevera, aunque muchas veces ni tan siquiera sea consciente de lo que hace. La conducta es tan automática que es prácticamente ignorada.

Pero el procedimiento psicológico para tratar la sobrealimentación del reductor de estrés no está relacionado con la elección del tipo de alimento. La causa de su sobrepeso no es lo que come, a menos que también sea un hedonista, sino *por qué* come: en respuesta a la ansiedad.

Por lo tanto, sólo aprendiendo a manejar la ansiedad directamente, en lugar de intentar suprimirla con comida, es como los reductores de estrés eliminan el origen de su problema de peso.

Pero antes de abordar el programa de tratamiento, hablemos sobre algunas de las causas predominantes de los problemas de ansiedad y de la sobrealimentación que ésta origina.

LAS CAUSAS DE LA SOBREALIMENTACIÓN ANSIOSA

Debido a los factores genéticos, las variables de personalidad y las experiencias de la vida, algunas personas tienen más probabilidades de experimentar ansiedad y tensión, y por lo tanto, el riesgo en ellas de terminar convirtiéndose en reductoras de estrés también es mayor.

En grana medida, la tendencia a ser una persona ansiosa se determina en el momento del nacimiento, ya que se puede nacer con una predisposición a desarrollar estos sentimientos.

Las investigaciones que han sido llevadas a acabo con gemelos idénticos (homocigóticos) y biovulares (heterocigóticos), criados en distintas familias, para estudiar el papel de la genética en la ansiedad, han demostrado que los gemelos idénticos (los que genéticamente son iguales) tienen una probabilidad mucho mayor que los gemelos biovulares (que genéticamente no son más parecidos que los hermanos que no son gemelos) de tener niveles similares de ansiedad. Esto indica claramente que la ansiedad contiene un componente genético.

Los recientes estudios sobre el temperamento de los bebés sugieren que existen síntomas tempranos que pueden indicar el desarrollo de una personalidad ansiosa. Los bebés que tienen dificultades para adaptarse a situaciones nuevas tienen mayor riesgo de sufrir problemas de ansiedad en la niñez y en la adolescencia.

Además de los genes y del temperamento, nuestro entorno puede incrementar la posibilidad de que desarrollemos una tendencia hacia la ansiedad. De pequeños, a través de la observación de nuestros padres, podemos aprender a relacionarnos temerosamente con el mundo. Por ejemplo, si tu madre tiene miedo a las alturas, quizá tú también aprendas a temerlas, y si tu padre siempre te alerta de las cosas malas que podrían pasarte, quizás acabes viendo la vida con aprensión.

Que la ansiedad viene de familia es algo que quedó claramente demostrado en un estudio que dirigí en los años ochenta. Se recogieron historiales sobre la salud mental de familiares de niños con ansiedad, hiperactivos y normales. Pues bien, como era de esperar, los resultados demostraron que los problemas de ansiedad se observaban mucho más en las familias de los niños que sufrían ansiedad que entre las de los otros dos grupos que he mencionado. En otras palabras, en las personas que tienen familiares que padecen ansiedad, las probabilidades de acabar siendo ansiosas es mucho más alta.

Como puedes ver, parece evidente que la tendencia a estar tenso o nervioso no es «culpa» de la persona afectada, ya que los componentes genéticos y ambientales determinan en gran medida quién será y quién no será ansioso. Ahora bien, aunque la gente ansiosa no sea responsable de esta característica suya, moderar su efecto sí que forma parte de su trabajo. Yo defino esto como «jugar las cartas que te han tocado».

En este sentido, puedes manejar tu ansiedad con métodos orientados hacia las sustancias, como la comida, para reducir la tensión, o aprender estrategias más adaptables y útiles y mantenerte delgado. El tratamiento psicológico para la sobrealimentación relacionada con la ansiedad apoya este segundo procedimiento y te enseña a controlar tu peso permanentemente al eliminar la verdadera fuente de tu problema de peso.

Vamos a ello.

EL PROCEDIMIENTO PSICOLÓGICO PARA LA SOBREALIMENTACIÓN ANSIOSA

Si la ansiedad desempeña un papel en tu alimentación y quieres obtener un control permanente sobre tu peso, debes dejar de utilizar la comida de este modo. Pero para conseguirlo es necesario que te desprendas de ella. Cuando se desarrollan las destrezas psicológicas que reducen la tensión y aumentan la relajación, la sobrealimentación que se dispara con la ansiedad desaparece porque se elimina el resorte o señal que la provoca.

El programa para reducir el estrés enumera las técnicas de autoayuda psicológica que es posible utilizar para reducir la ansiedad y aumentar la relajación. Dos de estos procedimientos se centran en los sentimientos, otros dos en los pensamientos, y el último, en la conducta.

A fin de reducir la incómoda sensación física que produce la ansiedad, aprenderás a relajar la musculatura profundamente y a hacer la respiración abdominal. Para eliminar la forma de pensar ansiosa, utilizarás afirmaciones sobre tu propia competencia y técnicas para detener los pensamientos. Al final, con la habituación, superarás tu conducta temerosa.

Programa para el reductor de estrés

Método de tratamiento	Empieza
Relajación muscular profunda	Semana 1
Respiración abdominal	Semana 2
Afirmaciones sobre tu propia competencia	Semana 3
Detención del pensamiento	Semana 4
Habituación.	Semana 5

Este esquema también incluye una programación para aprender las técnicas. Lo mejor es seguir el orden indicado para desarrollar las destrezas: a la mayoría de las personas les resulta más fácil aprenderlas en esta secuencia, y de hecho, algunos de los procedimientos cuentan con que hayas adquirido previamente las otras.

Las técnicas deberían aprenderse una a una y dedicarles el tiempo suficiente para que uno pueda sentirse cómodo con un procedimiento antes de pasar al siguiente. Como ya habrás podido comprender, lo que te recomiendo es que dediques cinco semanas a aprender todos estos métodos de reducción de estrés. Aunque te pueda parecer mucho tiempo (¡sé que estás impaciente por perder peso!), la experiencia ha demostrado que para llegar a dominar realmente estas técnicas, y mantenerlas como destrezas para el resto de tu vida, es necesario hacer una inversión inicial de tiempo. ¿Acaso no merece la pena que dediques unas pocas semanas de tu vida a cambiar tu aspecto y tu forma de sentirte para siempre?

Además, cuando utilices tus nuevas destrezas, eliminarás la causa de tu sobrealimentación y tu exceso de peso. En el momento en que dejes de utilizar la comida en respuesta a la tensión y a la ansiedad, perderás peso y te convertirás en una persona delgada. Y aún más, *permanecerás* delgada porque habrás borrado permanentemente la fuente de tu problema de peso: la sobrealimentación causada por la ansiedad.

ELIMINAR LA TENSIÓN

Existen muchos tipos de sensaciones de ansiedad. Algunas personas se sienten habitualmente agitadas o tensas, mientras que otras experimentan la tensión en forma de problemas físicos localizados, como el dolor de cabeza, la rigidez en el cuello o los dolores de estómago. En casos extremos, la tensión corporal puede experimentarse hasta tal punto que la persona acabe por sufrir un ataque de pánico.

Ya sea que tengas síntomas físicos de ansiedad generales o localizados, utilizando las técnicas de relajación experimentarás grandes beneficios. La relajación produce cambios fisiológicos que combaten los que sientes bajo el estrés. Entre estos cambios se incluyen la reducción del ritmo cardíaco, metabólico y respiratorio, la reducción de la presión arterial y el alivio de la tensión muscular.

Además de estos cambios mensurables, la relajación tiene muchas otras ventajas:

- Disminuye el nivel general de excitación
- Aumenta la tolerancia ante los acontecimientos que generan estrés
- Mejora la atención y la concentración
- Reduce la fatiga
- Mejora el sueño
- Alivia los dolores y las molestias relacionados con el estrés
- Disminuye la sobrealimentación debida a la ansiedad

Hay dos procedimientos que resultan particularmente útiles para combatir los molestos efectos que el estrés y la tensión producen en el cuerpo. El primero se basa en la relajación profunda de los músculos, y el segundo, en la respiración abdominal. Empecemos por la relajación profunda de los músculos.

Relajación profunda de los músculos

La relajación profunda de los músculos requiere que contraigamos varios músculos del cuerpo y después los relajemos. Uno a uno, primero se tensa cada músculo durante un determinado periodo de tiempo y después se relaja. Con este procedimiento aprenderás a identificar si tus músculos están tensos o relajados y a pasar de un estado, el de la tensión muscular, al otro, la relajación muscular.

Esta técnica se dio a conocer por primera vez en los años cincuenta, cuando los profesionales de la salud mental empezaron a utilizarla. En aquella época, se la empleó, combinada con otros tratamientos psicológicos, para eliminar con éxito los miedos y las fobias. Desde entonces los investigadores han descubierto que la relajación muscular profunda es, en sí misma, un procedimiento beneficioso para reducir la ansiedad generalizada o la «fluctuante»: el tipo de ansiedad comúnmente experimentada por las personas que comen en exceso.

A fin de llegar a dominar esta técnica, debes empezar por practicarla una vez al día. Los ejercicios no requieren mucho tiempo, y créeme, vale la pena hacer el esfuerzo.

Es mejor practicarlo cuando no te vaya a interrumpir nadie (por ejemplo, nada más despertarte por la mañana o un rato antes de meterte en la cama por la noche). Dedícales unos veinte minutos.

Ponte ropa cómoda y suelta y túmbate en la cama, sobre el sofá o en un sillón con el respaldo reclinable. Si llevas gafas, mejor que te las quites antes de empezar.

1. Cierra los ojos. Haz tres respiraciones lentas y profundas, y di para tus adentros (y no en voz alta) «cálmate», «relájate» o «suéltate» (escoge una de estas palabras, será tu *palabra clave*) al espirar.
2. Estira los brazos, sepáralos del cuerpo y aprieta los puños con fuerza. Siente esa sensación de incomodidad en los antebrazos, los tríceps y las manos. Mantén la tensión durante unos diez segundos y, después, de repente, «suéltate» (utiliza la palabra clave), libera toda la tensión y deja que tus brazos caigan a ambos lados del cuerpo. Advierte la diferencia entre el estado relajado de estos músculos y la tensión que acabas de experimentar hace tan sólo unos segundos. Continúa relajado durante otros quince segundos. Ahora repite el ejercicio una vez más.

(*Nota*: Todos los ejercicios utilizan la misma cantidad de tiempo para tensar y relajar los músculos: diez segundos para la tensión y quince para la relajación.)

3. Dobla los brazos y acerca las manos a los hombros. Los dedos deben estar extendidos hacia arriba, en dirección a la cabeza. Siente la tensión en los bíceps y en las manos. Mantén la posición y, después, relájate (palabra clave). Repítelo.
4. Sube los hombros para acercarlos a las orejas. Mantén la posición y concéntrate en la tensión que sientes y, después, relájate (palabra clave). Repítelo.
5. Tira los hombros hacia atrás y levanta la parte superior de la espalda de la superficie sobre la que estés tumbado. Siente la tensión y, después, relájate (palabra clave). Repítelo.

6. Extiende las piernas y estira bien los dedos de los pies. Advierte la tirantez en los muslos, las pantorrillas y los pies. Mantén esta posición y, después, relájate (palabra clave). Repítelo.

7. Extiende las piernas bien rectas y flexiona los dedos de los pies (en dirección a la cabeza). Siente la tensión en las piernas y, después, relájate (palabra clave). Repítelo.

8. Apoya la barbilla contra el pecho, siente la tirantez en el cuello y los músculos de la parte superior de la espalda. Mantén la posición y, después, relájate (palabra clave). Repítelo.

9. Tira la cabeza hacia atrás, como si intentases tocar la parte superior de la espalda con la parte posterior de la cabeza. Mantén la posición y, después, relájate (palabra clave). Repítelo.

10. Eleva las cejas todo lo que puedas. Siente la tensión en la frente. Mantén esta posición y, después, relájate (palabra clave). Repítelo.

11. Aprieta los labios y los dientes con fuerza. Siente la tensión en la mandíbula y en los músculos que rodean la boca. Concéntrate en esta sensación de incomodidad y, después, relájate (palabra clave). Repítelo.

12. Abre la boca todo lo que puedas. Mantén la tensión y, después, relájate (palabra clave). Repítelo.

13. Cierra los ojos con cuidado y aprieta los párpados. Siente la sensación de incomodidad mientras mantienes esta posición y, después, relájate (palabra clave). Repítelo.

14. Aprieta las nalgas todo lo que puedas. Manténlas en esta posición y, después, relájate (palabra clave). Repítelo.

15. Mete el estómago hacia dentro todo lo que puedas. Siente la tirantez de los músculos abdominales. Mantén esta postura y, después, relájate (palabra clave). Repítelo.

16. Ahora tómate los dos minutos siguientes para continuar la relajación y sentirte cada vez más a gusto, más y más ligero, tan ligero que es como si flotases. Después, cuenta hacia atrás del cinco al uno y «despierta» lentamente. Abre los ojos y siéntate. Deberías sentirte plenamente despierto y totalmente relajado.

Cuando hayas practicado tus ejercicios de relajación durante una semana, podrás disminuir el número de pasos combinando ejercicios para distintos músculos y haciéndolos a la vez. Esto reducirá el número de pasos de 16 a 8:

- Elimina el paso 1 (respirar)
- Combina los pasos 2 y 4 (aprieta los puños y encoge los hombros)
- Combina los pasos 3 y 5 (dobla los brazos y arquea la espalda)
- Combina los pasos 6 y 8 (estira los dedos de los pies y aprieta la barbilla contra el pecho)
- Combina los pasos 7 y 9 (flexiona los dedos de los pies y tira la cabeza hacia atrás)
- Combina los pasos 10 y 12 (eleva las cejas y abre la boca del todo)
- Combina los pasos 11 y 13 (aprieta los labios y cierra los párpados con fuerza)
- Combina los pasos 14 y 15 (las nalgas y el estómago)
- Haz el paso 16 por separado: no lo combines con ningún otro.

Utiliza el método de los ocho pasos durante una semana más, una vez al día (ahora los ejercicios deberían llevarte sólo diez minutos).

Es esencial que practiques los ejercicios de relajación de manera regular y durante el periodo de tiempo prescrito. Si lo haces así, pasadas dos semanas habrás desarrollado la destreza de la relajación muscular profunda y podrás aplicarla a las situaciones a las que te enfrentas cada día.

La fase final del aprendizaje de la relajación consiste en utilizar lo que has aprendido en las situaciones que se produzcan en la vida real. Para realizar esto se requieren dos pasos. En primer lugar, necesitas identificar las sensaciones de tensión en tu cuerpo. En segundo lugar, debes reemplazar esas sensaciones por un estado de relajación.

Identificar las sensaciones de tensión en el cuerpo no te costará mucho, ya que durante dos semanas habrás estado tensando los músculos y concentrándote en la sensación que esto produce. Ahora bien, para reemplazar las sensaciones de tensión por las de la relajación se requiere algo más. Dado que no siempre es posible estirarse y realizar los ejercicios (ni siquiera el método de los ocho pasos) cuando nos encontramos en medio de una actividad, deberás provocarte las sensaciones que tenías cuando relajabas los músculos durante los ejercicios, pero sin hacerlos. Esto lo conseguirás utilizando tu palabra clave («cálmate», «relájate» o «suéltate») y concentrándote después en liberar la tensión de cualquier parte del cuerpo donde pueda estar localizada.

Pero para hacer esto con eficacia se necesita algo de práctica. Al principio, pruébalo en las situaciones que sólo te provocan un poco de ansiedad. Más adelante, a medida que te acostumbres a utilizar esta técnica, podrás aplicarla a las que te provoquen mayor estrés.

Jennifer, una paciente mía, halló una gran ayuda en la relajación muscular profunda para controlar la ansiedad social en determinadas situaciones. Solía ponerse muy tensa en las reuniones sociales en las que no conocía a mucha gente.

Así pues, cuando asistía a una de esas reuniones, comía sin parar en respuesta a esa tensión. En las fiestas, normalmente se situaba cerca de la mesa del bufé, y cuando cenaba fuera con otra gente, perdía el control y se zampaba todo lo que había a la vista.

Después de que en una ocasión obtuviera buenos resultados con la técnica para la relajación muscular profunda basada en la versión de los ocho pasos, empezó a aplicar la relajación en las fiestas y las reuniones sociales utilizando la palabra clave. Comenzó por las situaciones que la hacían sentirse un poco incómoda, y tras haber utilizado con éxito su nueva destreza en ellas, la probó con otras más difíciles.

Hoy en día Jennifer ya no utiliza la comida para aliviar la ansiedad social, sino que se desprende de la tensión sustituyéndola por la relajación. ¡Tú también puedes hacerlo!

Respiración abdominal

Del mismo modo que la relajación muscular profunda se centra en liberar la tensión muscular, la respiración abdominal lo hace en cambiar las pautas de respiración.

Cuando la gente está nerviosa, su respiración se vuelve superficial y rápida. Esto hace que el cerebro no reciba la cantidad de oxígeno necesaria, y hasta cabe la posibilidad de que, en un caso extremo, esta manera de respirar termine en una hiperventilación, lo que puede provocar mareo y vahídos.

En este sentido, la respiración abdominal, también denominada respiración diafragmática, te enseña a respirar en profundidad, es decir, desde el diafragma. Y respirar de este modo calma y relaja.

Esta técnica se realiza de la siguiente manera:

1. En primer lugar, coloca la mano sobre el abdomen (la parte del estómago que está por debajo de la cintura).
2. Ahora inspira lenta y profundamente hasta llegar al lugar en el que reposa la mano. Si lo haces bien, sentirás que el estómago empuja hacia fuera.
3. Aguanta el aire durante tres segundos y después espira lentamente. Utiliza la palabra clave de los ejercicios de relajación muscular profunda («relájate», «suéltate» o «cálmate») al espirar.
4. Haz un total de diez respiraciones completas (inspirar y espirar). Quizá te sirva de alguna ayuda contar para cada parte del ejercicio; inspira: un... dos... tres, aguanta: un... dos... tres, espira: un... dos... tres. Esto te permitirá crear un ritmo lento y suave.

Sólo se requieren unos pocos minutos para practicar la respiración abdominal. Hazlo una vez al día durante dos semanas, y después intenta utilizarla cuando empieces a sentir esa sensación de tirantez en el cuerpo.

Ahora ya cuentas con dos técnicas diferentes para reducir las sensaciones físicas de la ansiedad. Que utilices una o las dos no importa. Lo importante es que apliques una de ellas de manera persistente nada más adviertas las primeras sensaciones de tensión en el cuerpo. De este modo, eliminarás la ansiedad y la ingestión innecesaria de alimentos para sofocarla.

Si utilizas las técnicas de relajación, tus pautas de alimentación cambiarán. Terminarás eliminando las visitas a la máquina expendedora cuando te sientas tenso por alguna causa en el trabajo. No te pondrás a comer ante la nevera abierta cuando tus hijos tengan un día difícil, y cuando salgas a cenar con extraños, sólo te comerás un trozo de pan en lugar de zamparte toda la barra de la panera. Al reemplazar la ansiedad por la relajación, el disparador emocional que te llevaba a sobrealimentarte desaparecerá.

CAMBIAR LOS PENSAMIENTOS DE ANSIEDAD

El ser humano nunca deja de pensar. A menudo no somos conscientes de nuestros pensamientos, pero siempre están ahí.

Los pensamientos reflejan los sentimientos. Cuando estamos nerviosos, nuestros pensamientos son perturbadores. Los pensamientos no sólo son el espejo de los sentimientos de ansiedad, sino que, una vez que se producen, incrementan todavía más nuestro nivel de ansiedad.

Por ejemplo, imagínate que vas a dar una conferencia en una reunión de la Asociación de Padres y Maestros del colegio de tu hijo. Estás nervioso. Piensas: «¿Y si me olvido de lo que tengo que decir?». Y después de haber pensado esto, aún te pones más nervioso.

O bien, has invitado a unas personas a tu casa por primera vez. Te sientes algo tenso. Piensas: «¿Y si no les gusto?», y te pones todavía más nervioso.

Pues bien, este es el modo en el que funciona el pensamiento ansioso. Al principio refleja el estado de sobreexcitación de nuestro cuerpo, y después se intensifica y nos lleva a unos niveles de tensión todavía más elevados.

Por lo tanto, dado el papel que los pensamientos desempeñan en los sentimientos y en la activación de la sobrealimentación, es muy importante eliminar los que nos producen ansiedad. Para cambiar los pensamientos se pueden utilizar dos técnicas diferentes: afirmar la propia valía o bien detenerlos.

La ansiedad del «Y si...»

Los pensamientos perturbadores que tenemos cuando estamos nerviosos aparecen de forma súbita e inesperada. Por esta razón nos referiremos a ellos como pensamientos «automáticos».

Los pensamientos automáticos de las personas que padecen ansiedad suelen girar en torno al acecho de algún peligro y la incapacidad de enfrentarse a esa situación. Pero mientras que la posibilidad de que las situaciones sean de peligro o amenaza se sobrestima y exagera, la percepción de la capacidad de manejar los problemas se menosprecia o minimiza.

Los pensamientos automáticos de las personas con ansiedad son pensamientos de tipo «y si»: «¿Y si me pongo nervioso y no soy capaz de dar la conferencia?», «¿Y si el cheque no llega a tiempo?», «¿Y si no acabo este proyecto a tiempo?», «¿Y si no sé manejar esta situación?», «¿Y si no les gusto?».

Este tipo de pensamientos son tu enemigo. Te llevan a dar por sentado que va a ocurrir lo peor y que no serás capaz de manejar como corresponde la situación cuando se produzca. Y mientras sucede esto, tu ansiedad se eleva como un cohete. Y tú, como todas las personas que se alimentan en exceso por culpa de la ansiedad, acabas comiendo.

Doris, una comedora ansiosa con la que trabajé hace algunos años, era la reina del «y si...». Las preocupaciones impregnaban todos los aspectos de su vida: la relación con su marido, su papel en el trabajo, sus actividades recreativas y sus amistades. Siempre le preocupaban las cosas malas que iban a ocurrir: su marido iba a tener un accidente de coche, su amiga iba a interpretar equivocadamente algo que ella había dicho y se sentiría dolida, no iba a acabar a tiempo un proyecto que tenía que presentar en el trabajo y la despedirían.

Los pensamientos de Doris le arruinaban la vida. Totalmente negativos, le provocaban una ansiedad abrumadora. Y acababa utilizando la comida para intentar manejar sus sentimientos.

Después de mucho trabajo, con el tiempo los cambió y se hizo cargo de su ansiedad y de su alimentación. Tú también puedes eliminar los pensamientos que te provocan ansiedad. Pero, antes que nada, debes poder identificarlos a medida que se producen.

Identificar tus pensamientos de ansiedad

Para averiguar el tipo de pensamiento generador de ansiedad que experimentas, es necesario que hagas una lista de los que tienes a fin de enfrentarte a las verdaderas tensiones de la vida real. Para hacer esto, ya sea durante o inmediatamente después de que hayas topado con una situación tensa o perturbadora, anótalos en una hoja de papel. Haz lo mismo ante distintos tipos de situaciones tensas al menos durante varios días.

Una vez que tengas las listas de tus pensamientos, repásalos uno a uno.

¿Existen tensiones que se repiten una y otra vez? ¿Acaso tus pensamientos de ansiedad tienden a abarcar las mismas cuestiones: tu trabajo, tus hijos, tu matrimonio, tu situación financiera? ¿Exageras las potenciales consecuencias negativas de tus acciones? ¿Minimizas tu capacidad de resolver los retos?

Cuando Terry vino con las listas de sus pensamientos y las repasamos juntas, descubrimos que determinados pensamientos, siempre relacionados con los mismos temas, aparecían de forma recurrente.

Terry creció en una familia con muchos problemas. Su padre, alcohólico, tenía un carácter explosivo e impredecible y abusaba de ella física y verbalmente. Cuando era pequeña y también en la adolescencia, su padre no dejaba de repetirle: «Eres una estúpida, no eres capaz de hacer nada bien y no llegarás a ser nada en la vida».

Aunque ahora tiene 35 años, todavía oye esos comentarios en su cabeza. Cuando se enfrenta a una situación desafiadora en el trabajo, sus pensamientos se parecen bastante a las cosas que le decía su padre. Piensa: «No seré capaz de manejar esto..., fracasaré y perderé el trabajo». Después, se siente nerviosa e inquieta, y, por supuesto, acto seguido come para reducir la ansiedad.

Los pensamientos negativos de Terry no se basan en la realidad. En el trabajo recibe de forma sistemática excelentes valoraciones de su supervisor, y hace poco la ascendieron.

En definitiva, es un buen ejemplo de cuán improductivos e irreales pueden ser nuestros pensamientos; ella misma se provoca la ansiedad a través de sus pensamientos irracionales y negativos. Cuando aprenda a eliminarlos, y a reemplazarlos con afirmaciones sobre su propia valía, no volverá a sobrealimentarse para sofocarlos; la ansiedad desaparecerá junto con los pensamientos.

Utilizar afirmaciones sobre tu propia valía

Una vez que eres consciente de tus pensamientos de ansiedad, necesitas cambiarlos por otros más productivos que fomenten una conducta válida. Cambiar tus pensamientos productores de ansiedad por afirmaciones sobre tu propia valía implica reemplazar los pensamientos negativos, a medida que aparezcan, por pensamientos positivos. En otras palabras, tan pronto como adviertas que entras en un pensamiento negativo o del tipo «y si...», sustitúyelo de inmediato por afirmaciones que se centren en tu capacidad para manejar la situación.

Para hacer la sustitución, es necesario que previamente te armes con los nuevos pensamientos que vas a utilizar. Confecciona una lista de alternativas positivas a tus pensamientos negativos —afirmaciones sobre tu propia valía— con el objeto de tenerlas preparadas cuando las necesites. Los nuevos pensamientos deberían poder combatir el pensamiento negativo.

Utiliza la plantilla que hay más abajo y pon, a la izquierda, los cinco pensamientos que te provocan ansiedad con más frecuencia (emplea las listas de pensamientos que ya tienes para completarla). Después, en el lado derecho, y opuesta a cada pensamiento, escribe una alternativa positiva, es decir, una afirmación sobre tus capacidades que combata la idea expresada en el pensamiento negativo.

Por ejemplo, si tu pensamiento negativo es: «No estoy haciendo esto lo suficientemente rápido», puedes oponerle la siguiente alternativa positiva: «Si lo hago paso a paso, lo acabaré». Si piensas: «Nunca seré capaz de perder peso», reemplaza este pensamiento con: «Si he triunfado en otras cosas, no veo por qué no voy a poder con esto también». Si piensas: «No le voy a gustar a él», y piensa en lugar de eso: «Soy una persona agradable» o «¿Y tiene eso alguna importancia?».

Desarrollar afirmaciones sobre la propia valía

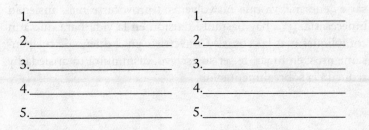

Pensamientos negativos	Alternativas positivas (afirmaciones sobre la propia valía)
1._____	1._____
2._____	2._____
3._____	3._____
4._____	4._____
5._____	5._____

Sólo tú puedes decidir qué afirmaciones sobre tu propia valía te funcionarán mejor. Aun así, aquí te doy algunas pautas que te servirán para confeccionar tu lista:

1. Para las afirmaciones sobre tu valía utiliza siempre el «yo» .
2. No elabores frases negativas. Por ejemplo, en vez de decir: «No voy a dejar que esto me perturbe», di: «Soy capaz de manejar esta situación».
3. Utiliza tus propias palabras. Por ejemplo, si tienes la costumbre de referirte a tu jefe llamándole «tirano», utiliza esta expresión en la afirmación sobre tu propia valía («Soy capaz de manejar al tirano»).

Emplea tus nuevas afirmaciones de valía siempre que te sobrevengan pensamientos negativos o del tipo «y si...». Pero como probablemente has asentado este mal hábito durante años, lo más seguro es que necesites practicar bastante para deshacerte de él.

Al principio quizá no creas tus propias afirmaciones sobre tu valía. No te preocupes. Lo importante es que las utilices con constancia a fin de reemplazar esos pensamientos negativos automáticos que tienes. Y verás que, con el tiempo, llegarás a creértelas.

Una gran cantidad de investigaciones han demostrado que las afirmaciones sobre la propia valía son capaces de cambiar con eficacia el ánimo de la gente. En el ámbito de la ansiedad (y también de la depresión: véase el capítulo 6), esta técnica ha obtenido, de manera sistemática, resultados excelentes.

Con frecuencia, la gente que la utiliza dice que la efectividad de las afirmaciones sobre la propia valía se muestra especialmente notable cuando encuentran una afirmación que les concierne de verdad. Quizá con el tiempo, y a medida que practiques esta técnica, tú también descubras que éste es tu caso.

La recompensa que obtendrás por cambiar tu manera de pensar es enorme, ya que no volverás a provocarte más ansiedad innecesaria. (¡Ya hay bastante tensión en la vida para que aún compliques más las cosas!) Convertirte en el dueño de tus pensamientos, en lugar de ser su esclavo, disminuirá tu ansiedad y reducirá la sobrealimentación.

Detención del pensamiento

Aunque utilizar las afirmaciones sobre la propia valía resulta extremadamente efectivo para cambiar los pensamientos negativos y generadores de ansiedad por otros positivos, en ocasiones el pensamiento está tan descontrolado que requiere un procedimiento diferente.

La obsesión tiene lugar cuando insistimos en un tema durante un largo periodo de tiempo y cada vez nos sentimos más perturbados por él.

Obsesionarse no es lo mismo que preocuparse por algo. La preocupación no origina las intensas emociones que acompañan a la obsesión. Por lo general, cuando estás preocupado, sueles hacer algo para resolver el problema.

Contrariamente, la obsesión sobre algo no ayuda a resolver el problema. Lo que hace es crear una espiral de ansiedad. Por esta razón debe ser atajada nada más empezar.

Veamos los casos de dos personas con problemas de obsesiones:

Ben tenía un trabajo de mucha responsabilidad. Como abogado ganaba mucho dinero, pero sus clientes esperaban que su porcentaje de esfuerzo fuera del 110 por ciento. A él le resultaba imposible dejar de pensar en sus casos cuando acababa de trabajar. Reproducía las reuniones y las conversaciones telefónicas que había mantenido durante el día y las repasaba una y otra vez. Le preocupaba que hubiera podido hacer algo mal.

Aunque revivir repetidamente estos incidentes no le ayudaba a cambiar nada de lo que había ocurrido, este ritual nocturno ejercía en su vida un efecto importante, ya que el nerviosismo y la ansiedad que le producía le llevaban a comer.

Nicole, al igual que Ben, también cavilaba mucho. Su obsesión empezaba después de haberse comido algo que sabía que no debería haber comido.

Quería perder peso desesperadamente. Su médico de cabecera la puso a régimen. Por eso, cuando se comía algo que no estaba en la lista que le habían dado, empezaba a pensar: «No puedo creerme que me haya comido esto..., nunca perderé peso..., no soy capaz de controlarme a mí misma..., no me soporto». Esta obsesión la perturbaba muchísimo y —adivina qué— entonces, comía todavía más.

Detener el pensamiento es un método muy efectivo para eliminar las obsesiones. Y aunque este procedimiento fue desarrollado en principio para las personas que padecían un desorden obsesivo-compulsivo, funciona igual de bien con cualquiera que tenga dificultades para aislar los pensamientos perturbadores. Si eliminas las cavilaciones, también eliminarás la necesidad de comer generada por ellas. Funcionó con Ben y Nicole y funcionará contigo.

Esta técnica es muy fácil de utilizar. Lo único que se necesita es una goma elástica.

1. Colócate la goma elástica en la muñeca izquierda (muñeca derecha si eres zurdo).
2. Tan pronto como adviertas que te estás obsesionando con algo, tira de la goma elástica (con la mano libre y después suéltala; notarás cómo impacta contra tu piel).
3. Al mismo tiempo que tiras de la goma, grita con fuerza: «¡Deténte!». Si estás en un lugar público, entonces dilo en un susurro o mentalmente.

Esto es todo lo que se necesita para detener el pensamiento. El truco consiste en abordar la obsesión con la mayor prontitud, a fin de atajarla lo antes posible y evitar así la espiral de pensamientos de ansiedad que inevitablemente conlleva.

Utiliza religiosamente el método para detener el pensamiento cada vez que te descubras cavilando. Cuando empieces a practicar esta técnica, quizá tengas que repetir el procedimiento varias veces seguidas para eliminar una sola obsesión. Pero, con el tiempo, sólo necesitarás hacerlo una vez.

Al principio, no dejes de ponerte la goma elástica . Más adelante, a medida que hagas progresos, ya no necesitarás llevarla porque sencillamente te bastará con utilizar la palabra *deténte*.

Para cambiar tus pensamientos mediante las técnicas de afirmación sobre tu propia valía y la detención del pensamiento, precisas práctica y diligencia. Pero finalmente, tus esfuerzos se verán diez veces recompensados. Utilizar estos métodos te ayudará a reducir tu ansiedad y la necesidad de comer que desencadena.

ELIMINAR LA CONDUCTA DE TEMER

La gente que padece ansiedad suele tener muchos miedos. Dado que su sistema nervioso autónomo está demasiado activo, son propensos a desarrollar reacciones de miedo hacia los objetos, las situaciones y los acontecimientos que perciben (irracionalmente) como potencialmente dañinos.

Mientras que algunas personas se «endurecen» cuando se enfrentan a algo que les provoca temor, otras evitan estas situaciones por completo. La evitación es un medio muy común y fácil de eludir la incomodidad que surge al enfrentarse a los miedos (también es el medio con el que algunas personas abordan sus problemas: véase el capítulo 5, sobre el comedor evasivo).

Por ejemplo, supongamos que te da miedo hablar en público. A fin de escapar a la ansiedad que te provoca, te aseguras de no tener que hacerlo nunca. Quizás incluso, hasta llegues a renunciar a un trabajo en el que te ofrecen más dinero porque implicaría dar conferencias. Si estás estudiando, quizás evites matricularte en las asignaturas en las que sabes que deberías exponer algún tema ante tus compañeros.

Aunque evitar las situaciones que provocan miedo en algunos casos pueda funcionar a corto plazo, no resulta efectivo a la larga. Y esto se debe a que siempre aparecerán nuevas situaciones en las que tendrás que manejar la súbita oleada de ansiedad y resolver el modo de salir de ellas.

Y mientras estás pensando en cómo puedes evitar las situaciones que te asustan, comes. Como cualquier otra persona que come en exceso por ansiedad, utilizas la comida con la intención de combatir la ansiedad.

Beth es un buen ejemplo de cómo el miedo lleva a una persona a comer en exceso. Le asustaba conducir por la autopista. Siempre tomaba las calles laterales para llegar a donde quería ir, aunque tardara el doble de tiempo.

Pero un día que su madre tomó el avión para ir a verla, la cosa se complicó. Normalmente, ella iba al aeropuerto por las carreteras secundarias, pero ese día se le había hecho tarde porque había tenido que llevar a su hija al médico, y si seguía su ruta habitual, llegaría media hora tarde a recoger a su madre. La asustaba la posibilidad de sentirse aterrorizada si se metía en la autopista, aunque eso le permitiría llegar con tiempo de sobra.

Y mientras se atormentaba pensando en qué debía hacer, se atiborró de galletas saladas. No tenía hambre, sólo estaba nerviosa. Y cuando se ponía nerviosa, no pensaba en su peso ni en las consecuencias de comer en exceso: sólo quería desprenderse de la ansiedad.

Superar los miedos no es difícil. Cuando lo hagas, ya no tendrás que buscarte excusas ni montarte estrategias para evitar las cosas que te hacen sentir incómodo. Y ya no volverás a comer en exceso por culpa de la ansiedad que te producen estas situaciones, porque dejarán de hacerlo.

La técnica psicológica que se utiliza para combatir los miedos se llama «habituación», un procedimiento que implica enfrentarse de manera muy gradual y repetitiva a las cosas (objetos, acontecimientos, lugares, gente) que son evitadas por la ansiedad que provocan.

No obstante, antes de abordar la práctica de esta técnica, necesitas identificar tus miedos particulares con la ayuda del «cuestionario de miedos» que aparece a continuación.

Cuestionario de miedos

¿Con qué frecuencia evitas las siguientes situaciones por el nerviosismo o el miedo que te provocan?

	Nunca	*A veces*	*A menudo*
1. Hablar en público	___	___	___
2. Animales pequeños (perros, gatos)	___	___	___
3. Revisión médica o tratamiento dental	___	___	___
4. Viajar lejos de casa	___	___	___
5. Reuniones sociales	___	___	___
6. Ascensores o escaleras mecánicas	___	___	___
7. Aviones	___	___	___
8. Alturas	___	___	___
9. Estar solo	___	___	___
10. Conducir por los puentes, túneles o grandes autopistas.	___	___	___
Otras (describe):_____	___	___	___

Ahora observa los ítems del cuestionario que has evaluado con «a veces» o «a menudo». Estas son las situaciones que resultan problemáticas para ti, las que se beneficiarán con la práctica de la habituación. (Nota: Para aquellas situaciones que te pongan nervioso, pero que no evitas, deberías utilizar las técnicas de relajación y los procedimientos sobre los pensamientos que sirven para reducir la ansiedad. La habituación es sólo para las situaciones que evitas porque te generan ansiedad.)

Un paso de una vez

Para utilizar la habituación es necesario que, en primer lugar, fragmentes tus miedos en partes. Esto se hace elaborando una lista de situaciones específicas que te resulten difíciles; empieza por las que sólo te producen un poco de miedo y después, paulatinamente, ve anotando las demás hasta llegar a las que casi te causan pavor.

Por ejemplo, Peggy tenía miedo a los ascensores desde que, hace diez años, se quedó atrapada en uno. Esto la llevaba a «comprobar» con antelación los lugares a los que planeaba ir, para cerciorarse de que no tendría que subirse a uno.

Ahora bien, al examinar el miedo de Peggy, encontramos diversos factores que influían en su nivel de incomodidad ante los ascensores. Así pues, los de cristal, a diferencia de los metálicos, que no dejan ver el exterior, le resultaban más agradables. Por otro lado, subir sólo un piso la perturbaba menos que subir varios. Y hacerlo con otras personas le facilitaba más las cosas que subir ella sola.

Al proponer una lista de pasos para la habituación, Peggy y yo utilizamos estos tres factores y combinamos diferentes aspectos de cada uno de ellos para obtener una serie de situaciones que siguieran gradualmente este orden: fáciles, un poco difíciles, difíciles, muy difíciles e «imposibles».

Aquí tenemos algunos de los ítems de la lista de Peggy:

Ítem	Evaluación
• Subir en un ascensor de vidrio con otra gente desde la planta baja hasta el primer piso	Fácil

- Subir en un ascensor metálico con otras personas
  desde la planta baja hasta el quinto piso   Difícil
- Subir sola en un ascensor metálico desde la planta
  baja hasta el décimo piso   Imposible

En realidad, en la lista de Peggy había diez pasos: estos sólo son tres ejemplos. Por lo tanto, al igual que ella, necesitarás fragmentar tu miedo en diez ítems que vayan de lo fácil a lo imposible.

Utiliza el modelo de la lista de gradación del miedo que viene a continuación, y escribe diez ítems en la columna de la izquierda. El primero (el número 1) debe reflejar la situación más fácil, el número 2 la siguiente más fácil, y así sucesivamente hasta que alcances el número 10, que será la más difícil.

Lista de gradación del miedo

Ítem   **Valoración: 1-5**

1._____   _____

2._____   _____

3._____   _____

4._____   _____

5._____   _____

6._____   _____

7._____   _____

8._____   _____

9._____   _____

10._____   _____

Después, en el lado derecho de la ficha, junto a cada ítem, puntúa la situación correspondiente del 1 al 5:

1 = *Fácil*   no se produce ansiedad, no se evita la
                         situación
2 = *Un poco difícil*   produce cierta ansiedad, se evita la
                         situación de vez en cuando

3 = *Difícil*	ansiedad definida, se evita la situación con frecuencia
4 = *Muy difícil*	ansiedad intensa, se evita la situación casi siempre
5 = *Imposible*	ansiedad abrumadora, se evita siempre la situación

Una vez que tengas la lista confeccionada podrás empezar a hacer los ejercicios de habituación.

Enfrentarte a tus miedos

La efectividad de la técnica de habituación está bien documentada en la bibliografía científica. Aunque ha habido alguna controversia en relación al proceso real por el que esta técnica funciona, la opinión general apoya la idea de que «desprograma» los miedos que han sido aprendidos previamente.

El procedimiento se lleva a cabo contactando directamente, cara a cara, con la situación temida. Esto, dicho así, quizá te parezca un poco alarmante. A nadie le gusta hacer cosas que le incomodan. Ahora bien, si empiezas con los pasos que sólo producen un poco de ansiedad y después pasas, muy lentamente, a los más difíciles, la cantidad de incomodidad que llegarás a experimentar será mínima.

Recuerda, una vez que hayas conquistado tu miedo, ya no necesitarás manejar la ansiedad que sientes cuando intentas salir de las situaciones: la misma ansiedad que te lleva a comer en exceso.

Para poner en práctica la técnica de la habituación, utiliza tu lista de gradación del miedo y sigue las siguientes instrucciones:

1. Enfréntate al objeto o la situación que has descrito en el ítem número 1 hasta que ya no te produzca ansiedad o incomodidad alguna. Da igual que necesites un minuto o una hora, permanece en esa situación hasta que te sientas bien. ¡No la abandones demasiado pronto!
2. Da el primer paso con el segundo ítem de tu lista.
3. Sigue el mismo procedimiento con el resto de ítems que hayas anotado; abórdalos de uno en uno y avanza desde el más fácil al más difícil.

En un día, dedícate sólo a uno. Y mejor si cada ítem lo haces dos veces, en días distintos, antes de pasar al siguiente de la lista. Utiliza la relajación y las técnicas de pensamiento para ayudarte a llegar al final de los ejercicios de habituación.

Si quieres ver lo efectiva que es esta técnica para superar los miedos, no te pierdas la historia de Ellen, que dominó su miedo mediante la habituación.

Cuando Ellen acudió a mí por primera vez, la aterrorizaban los perros, hasta los cachorros. Esto le venía ya de pequeña y ella creía que el miedo se lo había inculcado su madre, que tenía el mismo problema.

Pero el problema estaba en que este miedo afectaba a muchos aspectos de su vida. Tenía miedo de ir andando sola por la calle ante la posibilidad de poderse cruzar con un perro. También de ir a las casas de la gente que nunca había visitado por si tenían un perro. Y evitaba pasar por los parques, porque, probablemente, habría gente paseando a sus perros.

Y a causa de este miedo comía en exceso. Si un amigo la llamaba para invitarla a una fiesta en casa de otra persona, lo primero que le venía a la cabeza era la posibilidad de que pudiesen tener un perro. Entonces, su ansiedad se disparaba y se iba directa a la nevera. Si en una primera cita salía a cenar fuera, siempre le preocupaba que su acompañante pudiera invitarla a su casa, porque si tenía perro, ¿qué haría? Y mientras se preocupaba por ese hipotético encuentro con el animal, se zampaba todo lo que les servían para cenar.

Un día se dio cuenta de que tenía que hacer algo con respecto a su ansiedad. Para empezar redactó la lista de sus miedos y descubrió que había tres factores relacionados con su nivel de miedo: el tamaño del perro, lo cerca que estuviera de ella y lo activo que fuera.

Para empezar a trabajar con su miedo, Ellen se pasó algún tiempo con Jake, mi perrito de lanas, el perro perfecto para ella, pues es muy pequeño (pesa unos dos kilos) y es poco activo.

Al principio, mantuve a Jake atado con una correa en el otro extremo de la habitación, mientras ella estaba allí. Después, poco a poco, en el transcurso de la hora que duraba la sesión, deje que Jake se le fuera acercando cada vez más. Y al final de la sesión de habituación, ¡no sólo estaba suelto, sino que se había sentado en su falda!

A lo largo de las siguientes semanas, Ellen se enfrentó a perros más grandes y más activos, y pronto se sintió cómoda ante la presencia prácticamente de cualquier perro. (Hace un año me llamó para decirme que continuaba delgada ¡y que se había comprado un cachorro!)

La habituación es un medio increíblemente efectivo y permanente para aliviar los miedos, y aunqu, puede costarnos tiempo, los cambios que procura son merecedores de esta inversión. Cuando tu miedo se disipe, también lo hará tu necesidad de comer en exceso, y entonces tendrás lo que siempre has querido: un yo delgado, ahora y para siempre.

OTRAS COSAS QUE DEBERÍAS SABER

Cafeína, alcohol y tabaco

Los reductores de estrés tienden a utilizar drogas legales (y a veces también las ilegales) para intentar relajarse. Ahora bien, consumir cafeína, alcohol y tabaco es un problema.

La cafeína es un estimulante. *¡Aumenta la ansiedad!* De hecho produce los mismos efectos fisiológicos que cuando se está muy nervioso: aceleración del ritmo cardíaco, aumento de la presión sanguínea, sudor, agitación y dolor de cabeza.

Dado que tu objetivo es aprender a reducir la ansiedad, ingerir productos que contienen cafeína mientras realizas este programa (y después) será contraproducente para ti. Deberías esforzarte todo lo que puedas para reducir o eliminar la cafeína por completo.

La cafeína se encuentra en grandes cantidades en el café, el té, el chocolate y muchos refrescos. Lee las etiquetas e infórmate de las comidas y las bebidas que contienen cafeína. Después, intenta reemplazarlas por otras que no la tengan.

Los reductores de estrés a menudo beben alcohol (y en ocasiones abusan de él), porque este depresor les permite desprenderse fácilmente de la tensión y la preocupación que acompañan a la ansiedad.

Pero aparte de los posibles problemas de salud que se asocian al uso exagerado del alcohol, beber puede socavar la efectividad de este programa. El alcohol obstaculiza el aprendizaje de las verdaderas estrategias para tratar el estrés.

Por favor, durante este programa, y después también, intenta reducir o eliminar por completo la ingestión de bebidas alcohólicas. Sé que al principio puede resultar difícil, pero confía en mí, ¡habrá valido la pena!

Los productos elaborados con tabaco, sobre todo los cigarrillos, son utilizados con frecuencia por los reductores de estrés para relajarse. La nicotina es una droga bifásica, es decir, es capaz de producir dos tipos de efectos distintos. En la gente que fuma de forma regular (de uno a dos paquetes al día), el efecto suele ser el de un estimulante (los fumadores que fuman un pitillo tras otro, por el contrario, pueden experimentar el efecto relajante que causa la droga). En otras palabras, en realidad la nicotina aumenta el nivel de ansiedad, no lo reduce.

El segundo problema con la nicotina es que los fumadores atraviesan repetidamente mini-episodios de síntoma de retirada de la nicotina en los intervalos entre uno y otro cigarrillo. Esto también produce ansiedad y es lo que provoca que los fumadores se levanten, por ejemplo, de la mesa para tomarse otra dosis de su droga.

Pese a que muchos fumadores aseguran que los cigarrillos les relajan, fisiológicamente no es así (excepto si se fuma un pitillo tras otro). *Crees* que te relaja porque te sientes mejor cuando alivias la ansiedad que acompaña al síntoma de retirada que sigue a un periodo de abstinencia.

Si eres fumador y reductor de estrés, piensa que, en realidad, cuando fumas te pones más tenso. Y de algún modo, esto hará que te resulte más difícil seguir el programa de tratamiento para tu tendencia a comer en exceso.

Por otro lado, las técnicas de reducción de la ansiedad que ahora utilizas para comer menos también funcionan con el tabaco. En este caso, tal vez podrías tomar en consideración la posibilidad de abordar los dos problemas a la vez —el del consumo de tabaco y el peso— ya que las mismas técnicas de tratamiento sirven para ambos problemas.

Nivel de azúcar en la sangre, ansiedad y sobrealimentación

Cuando el nivel de azúcar en la sangre disminuye te sientes irritable, tenso y agitado. Si eres un reductor de estrés, este tipo de síntomas, que se parecen mucho a los de la ansiedad, te harán comer en exceso.

Por esta razón, es importante mantener el nivel de azúcar en la sangre tan estable y regular como sea posible. Y la mejor manera de hacerlo es comer con regularidad al menos tres comidas al día, debidamente espaciadas, o aún mejor, de cuatro a seis comidas diarias más reducidas.

También es una buena idea evitar algunos alimentos que disparan oscilaciones sustanciales en el nivel de azúcar, como, por ejemplo, el azúcar refinado. Aunque los productos que contienen azúcar te producen un estallido de energía inicial, después ésta disminuye con igual prontitud. Y si tu nivel de azúcar está bajo, te sentirás ansioso y el impulso de comer en exceso será abrumador.

Las mujeres premenopáusicas quizá sientan que su nivel de ansiedad y su consumo de alimentos aumenta la semana que precede a la menstruación. Por lo tanto, será especialmente importante que presten atención a su nivel de azúcar durante ese periodo. Además, es posible reducir parte de la tensión que se siente antes del período disminuyendo la retención de líquidos y la hinchazón: evita el uso excesivo de sal y de productos con alto contenido en sodio, bebe mucha agua y come alimentos que sean naturalmente diuréticos, como el pomelo y el zumo de arándano.

TRAS COMPLETAR EL PROGRAMA

Los reductores de estrés responden al estrés y la ansiedad comiendo. Por lo tanto, como la ansiedad es la raíz de su problema de peso, las dietas que se centran en la comida no les resultan efectivas . Si eres una persona cuya sobrealimentación está generada por la ansiedad, el único modo de mantener un control de peso para toda la vida es atacar directamente la causa originaria de la sobrealimentación: la ansiedad.

Aunque durante las cinco semanas que dura este programa habrás aprendido una variedad de métodos para reducir el estrés, con eso no se ha acabado el trabajo. Debes continuar practicando estas técnicas cada día y para siempre y no sólo durante unos cuantos meses.

Yo, por mi parte, como he sido toda la vida (desde pequeña) una persona propensa a la tensión, no he dejado de utilizar estas herramientas psicológicas durante los últimos veintidós años. ¡Y nunca me lo he tomado como una obligación, sino como un verdadero placer! Con su ayuda, no sólo he mantenido mi peso durante todo este tiempo, sino que, además, me siento estupendamente.

Con los años, tus nuevas destrezas se convertirán en un hábito para ti: en un hábito muy bueno. Y no tendrás que aplicarlas de forma consciente cada vez que te sientas tenso, ya que las utilizarás de manera automática, sin prestarles demasiada atención. Cuando así sea, sabrás que verdaderamente has alcanzado tu objetivo.

Además, los reductores de estrés se benefician de los métodos de reducción de la ansiedad en todos los aspectos de su vida, y no sólo en el del mantenimiento del control sobre su peso. Eliminar el exceso de tensión y aprender a relajarte te beneficiará en todos los ámbitos de tu vida —en tus relaciones, en tu profesión y en tus actividades recreativas—, así como en la manera en que te sientes en relación a ti mismo.

Con estos métodos de tratamiento, práctica y paciencia, te convertirás en la persona delgada que siempre habías soñado ser. ¡Tu yo fantástico se convertirá, finalmente, en tu yo verdadero! Y no sólo durante unos años, sino para toda la vida.

5

El evasivo:
Ocuparse de los asuntos

Ellen no ha cambiado de trabajo desde hace ocho años. Cuando consiguió el máster en estudios empresariales, tenía grandes esperanzas de alcanzar una vida profesional excitante y satisfactoria. Pero los años han pasado y las oportunidades realmente buenas la han dejado de lado, superada por empleados más seguros de sí y comunicativos que han sabido trabajar con éxito su ascensión en la escala corporativa.

Tímida por naturaleza y sin la suficiente confianza en uno mismo para enfrentarse a sus superiores, ha recurrido a la comida para no tener que afrontar la realidad de su situación. Infeliz con el puesto que ocupa en la actualidad, pero incapaz de hacer nada al respecto, busca su escapatoria en la comida.

Como ya he dicho en el capítulo 1, para los comedores evasivos la comida es una vía de escape para no pensar en los problemas que tienen. La utilizan como una estrategia de evasión, dejando los problemas «en espera» en lugar de enfrentarse a ellos y resolverlos.

Ahora bien, mientras algunos evasivos comen para escapar de las grandes decisiones que hay que tomar en la vida, como las que se relacionan con la profesión o con el matrimonio, otros lo hacen para no tener que afrontar (y potencialmente rectificar) las malas elecciones que ya han hecho (un matrimonio que ha fracasado, un trabajo sin futuro).

Y en algunas ocasiones el problema lo constituye una vieja herida o un trauma al que no pueden hacer frente. Recordemos, por ejemplo, el caso de Oprah Winfrey, que tanto en su programa de televisión como en comparecencias en otros programas, ha explicado el papel que desempeñó el abuso que sufrió de niña en el desarrollo de su problema de alimentación. Aparentemente, su incapacidad de enfrentarse y tratar con estas tempranas experiencias traumáticas originó su necesidad de comer en exceso y su obesidad.

Por lo tanto, el evasivo, en lugar de afrontar y resolver los problemas, lo que hace es esconder la cabeza bajo tierra o, mejor dicho, en la nevera, ya que al no enfrentarse a ellos directamente, asegura que éstos continúen, y entonces, en respuesta a ello, come. Y de este modo, evitar el problema y comer se convierte en un círculo vicioso: se come para no tener que resolver el problema, y con esto lo único que se consigue es que el problema continúe porque no se ha tratado, lo que provoca que se vuelva a comer por culpa del problema no resuelto, y así sucesivamente.

Por supuesto, la solución es enfrentarse a él para resolverlo en lugar de continuar evitándolo. Si lo haces así, descubrirás que la necesidad de comer en exceso desaparece.

Pero antes de entrar en los detalles del método de tratamiento para la persona evasiva, veamos algunos de los factores que conducen al desarrollo de este perfil.

LAS CAUSAS DE LA SOBREALIMENTACIÓN EVASIVA

¿Por qué la gente utiliza la comida para escapar de sus problemas? Creo que, en muchos aspectos, la respuesta es la misma que para las drogas o el alcohol.

Cuando utilizas sustancias en lugar de enfrentarte al problema, es para dejarlo «en espera». Si uno no lo toca, no experimenta la incomodidad o perturbación que produce afrontar la situación.

De modo que, en cierto sentido, comer «funciona», ya que te quita de en medio una situación incómoda y permite que te sientas temporalmente mejor. Lo malo de esto, claro está, es que no dejas de engordar. Y dado que el problema que dispara tu sobrealimentación no ha desaparecido, acabas teniendo dos problemas en vez de uno: el que es la causa de todo y el de peso.

Pero, en buena medida, utilizar la comida como una estrategia de evasión es una conducta aprendida.

¿Cómo la aprendemos? Pues por diferentes vías. En primer

lugar por influencia de nuestros padres. De pequeños, cuando estábamos disgustados, nos había pasado algún contratiempo o nos enfrentábamos a algún problema, nuestros padres nos consolaban con la comida. Aunque su intención era buena, el resultado final a menudo acababa originando un problema, ya que repitiendo varias veces esta manera de actuar, se puede caer fácilmente en el hábito de dirigirse a la comida siempre que uno se ve enfrentado a algún problema o a sentimientos que le trastornen.

Pero nuestros padres también nos influyeron a través de sus propias conductas. De niños imitamos y después adoptamos permanentemente las conductas exhibidas por nuestros padres. ¿Observaste con frecuencia que alguien de tu familia recurriera a la comida cuando tenía algún problema? ¿Acaso tu padre y tu madre utilizaban la comida como una estrategia de evasión?

Pero, aparte de las familias, hay más influencias a nuestro alrededor que tienen un papel decisivo en el modo en que tratamos los conflictos y los problemas.

En los años ochenta se emitió por televisión una serie muy popular: *Dallas*. Una de las cosas que recuerdo mejor de ella es que casi todos los personajes que aparecían se tomaban una copa cada vez que surgía un problema (y los problemas eran continuos: fue el culebrón de televisión con mayor audiencia). Si alguien le decía algo a Sue Ellen que la disgustara, ella se servía una copa. Si los negocios de J.R. no iban bien, se iba al bar más próximo.

En los años cuarenta y cincuenta se exhibía el mismo tipo de comportamiento en las películas, pero con los cigarrillos. En la escena de Casablanca en la que Bogie y Bergman estaban a punto de decidir qué iban a hacer con su relación, echan mano al paquete de cigarrillos. Y lo mismo pasaba con Lauren Bacall, Kate Hepburn y Spencer Tracy.

Por suerte, en la última década hemos visto una disminución de las imágenes en las que se consume alcohol y tabaco en la televisión y el cine, ya que el consumo de estas sustancias hoy ha dejado de ser tan popular como entonces. Ahora bien, para los que crecimos en los cuarenta, los cincuenta, los sesenta y los setenta, la idea de escapar a los problemas ingiriendo alguna de estas sustancias está muy extendida, y lamentablemente, es un estilo de vida que seguimos adoptando con mucha frecuencia.

Otro factor de riesgo completamente diferente para desarrollar un perfil evasivo es el que se sea mujer u hombre. Las mujeres son mucho más propensas a utilizar la comida para evadirse de los problemas que los hombres. Tal vez esto se debe a que carecen en mayor medida de la seguridad en sí mismas y las destrezas necesarias para afrontar los prolemas y resolverlos.

Esto no quiere decir que las mujeres no puedan desarrollar tales destrezas: por supuesto que tienen la capacidad de hacerlo y muchas mujeres lo han demostrado con creces. Sin embargo, la sociedad continuamente les envía señales contradictorias en relación al valor que estos atributos pueden tener en ellas. La autoafirmación, considerada una característica positiva en los hombres, en ocasiones es vista de un modo distinto en una mujer a la que se etiqueta de mandona, difícil, exigente o escandalosa.

Como corolario a todo esto, muchísimas mujeres casadas piensan que manejar las dificultades que aparecen en la vida es un trabajo que corresponde a su marido. A menudo, estas mujeres pasaron de ser atendidas por su padre a ser atendidas por su marido y, de hecho, nunca aprendieron a cuidar de sí mismas.

Y aunque enfrentarse a las realidades del mundo de los negocios es una buena lección en la vida, ya que enseña las destrezas de supervivencia, algunas mujeres nunca participan en el trabajo y optan por concentrarse exclusivamente en formar una familia. Es cierto que hay muchas mujeres, amas de casa, que resuelven de manera excelente los problemas. Pero a otras puede que les cueste dar una resolución adulta a los problemas, sencillamente porque no han aprendido a hacerlo antes de casarse y tener hijos.

EL PROCEDIMIENTO PSICOLÓGICO PARA LA SOBREALIMENTACIÓN EVASIVA

La persona evasiva utiliza la comida para no tener que enfrentarse a los problemas de la vida real. En lugar de identificarlos y encararlos directamente, se escapa o evita las dificultades a través del acto de comer.

Si eres un comedor evasivo y quieres controlar de manera permanente tu alimentación, debes adoptar una nueva estrategia para tratar con tus problemas. Sólo desarrollando las destrezas con las que podrás manejar efectivamente tus problemas, de jarás de correr hacia la comida, y te convertirás en una persona segura y enérgica, capaz de resolver las dificultades que encontrarás durante toda tu vida.

Con este programa aprenderás en primer lugar a identificar correctamente tus emociones y a afrontar y definir tus sentimientos a fin de que puedas empezar a manejar tus problemas. Después, desarrollarás destrezas para resolverlos y ser más enérgico, con objeto de que puedas darles solución, y a continuación, llevar esas soluciones a la práctica. Finalmente, trataremos la técnica de la visualización, en la que podrás probar y practicar en la imaginación tus nuevas estrategias.

Programa para el evasivo

Método de tratamiento	Empieza
Identificar emociones	Semana 1
Destrezas para resolver problemas	Semana 2
Aprendizaje de la actitud autoafirmativa	Semana 3
Visualización	Semana 4

ENFRENTARTE A TUS SENTIMIENTOS

Las personas evasivas se caracterizan por mantenerse en la sombra con respecto a sus propias emociones. O bien no tienen la menor idea de cómo se sienten o identifican mal lo que sienten (p. ej., confunden el enfado con la ansiedad).

El hecho de no ser conscientes de sus verdaderos sentimientos es muy útil para el propósito de los evasivos: evitar la confrontación con cualquier problema que tengan que encarar. Si no reconoces que algo no está bien, ciertamente no puede esperarse que des ningún paso para corregir el problema.

Identificar y definir correctamente tus emociones es un paso necesario para resolver con eficacia los problemas. Lo que aquí nos preocupa, en particular, son tus sentimientos negativos. Esas emociones que te alertan de que algo no anda bien.

Stacy era el típico ejemplo de persona evasiva a la que le costaba reconocer sus sentimientos negativos.

Registro diario de comidas

Fecha: _____

**Hora   ¿Comida o refrigerio?   ¿Planificada?   Emoción previa
                                                              a la comida**

_____

_____

_____

_____

_____

_____

_____

_____

_____

_____

_____

_____

_____

_____

_____

_____

_____

_____

_____

_____

_____

_____

La primera vez que la vi, una de las cosas que le pregunté es cómo le iba en su matrimonio. Aunque, en ese momento, me contestó: «Maravilloso», más adelante descubrí que su marido le había sido infiel durante muchos años.

Sin embargo, aunque tenía pruebas suficientes de que él la engañaba, para ella dos más dos no eran cuatro. Siempre que se sentía disgustada o preocupada por su marido, escondía la cabeza bajo tierra: en este caso, pizzas, patatas fritas, galletas y cosas por el estilo, y en lugar de enfrentarse a sus sentimientos y descubrir la verdad, se decía con insistencia a sí misma y a los demás que su matrimonio funcionaba bien. Así, no enfrentándose a la realidad, evitaba pensar en el divorcio y en cómo podría sobrevivir ella sola. «Resolvió» su problema negando su existencia.

Por desgracia, mientras hacía esto, se infló como un globo. Cada año aumentaba de cuatro a nueve kilos hasta que se estacionó en los 95 kilos.

Si eres un evasivo, el primer paso para controlar tu problema de alimentación es aprender a identificar detalladamente tus sentimientos, sobre todo los negativos, ya que si no reconoces en primer lugar cómo te sientes, evitando enfrentarte a un problema actual en alguna relación, como Stacey, o a una profunda herida del pasado, no serás capaz de resolver la situación y dejar de comer en exceso.

Lo más probable es que buena parte de los refrigerios que te tomas y las ocasiones en las que comes en exceso tengan lugar inmediatamente después de una emoción negativa. Inspeccionar los sentimientos que se han desencadenado en ti antes de comer, es un buen primer paso para prestar atención e identificar correctamente tus emociones.

Haz fotocopias del registro diario de comidas de la página 128. Anota las emociones que has sentido inmediatamente antes de comer cada día durante un mínimo de una semana. Acuérdate de incluir todos tus tentempiés además de las comidas. Identificar los sentimientos que preceden a la consumición de alimentos no planificada (p. ej., la barra de chocolate o caramelo a la que «cedes» de repente por la tarde) será muy útil.

Para rellenar la última columna, «emoción previa a la comida», quizá te sirva de alguna ayuda tomar como referencia la siguiente lista, sobre todo si tienes dificultades para identificar tus sentimientos:

Emociones negativas

Enfadado, colérico, furioso	Nervioso, preocupado, atemorizado
Herido, disgustado, ofendido	Celoso, envidioso, resentido
Triste, deprimido, infeliz	Avergonzado, abochornado, mortificado
Aburrido, solo, vacío	

Emociones positivas

Feliz, alegre, dichoso	Enérgico, vivo, vital
Excitado, ilusionado, entusiasmado	Relajado, tranquilo, calmado
Contento, satisfecho, cómodo	

Posiblemente advertirás un cambio en tus hábitos de alimentación sólo con llevar este control. Prestar atención a las emociones (en particular a las negativas) que experimentas antes de comer, quizá te alerte de algún problema que requiere tu atención. Si tu respuesta es tratar con el problema de inmediato, en lugar de dirigirte a la nevera, tu sobrealimentación se reducirá y perderás peso.

Ahora bien, la mayoría de las personas evasivas no poseen las destrezas necesarias para enfrentarse con efectividad a sus problemas. Aunque inspeccionarlos les pueda servir para conocer cuáles son sus sentimientos negativos, a partir de aquí ya no saben qué hacer. Para ellas reconocer cómo se sienten es un primer paso importante y crítico, pero no suficiente, en o por sí mismo, para producir un cambio de conducta.

Y ahora que sabes cómo te sientes, ¿qué haces con los sentimientos? Dado que los sentimientos negativos resultan casi siempre incómodos, intentarás desprenderte de ellos. Pero como, lamentablemente, tienes el hábito de utilizar la comida para resolver, o más bien no resolver, tus problemas, quizá te entre la tentación de comer en respuesta a estos sentimientos incómodos. ¡Y eso es exactamente lo que no debes hacer! Ahora que los tienes identificados, utilízalos como la primera pista para ayudarte a descifrar qué es incorrecto o cuál es el problema. Debes emplear tus sentimientos negativos, incluso aceptarlos, como una importante fuente de información.

Imagínate que eres un detective que está siguiendo las pistas para descifrar un misterio, y que mientras lo haces, tus sentimientos te indican lo que está sucediendo.

Si comes cuando te acomete un sentimiento desagradable no te convertirás en la persona que resuelve sus problemas con eficacia. Comer te distraerá de la cuestión más inmediata y hará que te sientas (al menos temporalmente) mejor. En definitiva, perderás la motivación para identificar y resolver tus problemas.

DESARROLLAR CAPACIDADES PARA RESOLVER PROBLEMAS

Para resolver los problemas hay que dar cuatro pasos. El primero, identificar el problema. Como ya he dicho antes, tus sentimientos deberían ser para ti la primera indicación de que tienes un problema muy cerca.

Cuando experimentas un sentimiento desagradable la primera pregunta que debes hacerte es: «¿Qué estoy sintiendo exactamente?». Una vez que has identificado la emoción, lo siguiente que debes preguntarte es: «¿Por qué me siento de este modo?». Así empezarás a deducir cuál es el problema.

A fin de determinar por qué experimentas una emoción negativa en un momento determinado, necesitas mirar dentro (tus pensamientos) y fuera de ti mismo (lo que te rodea).

Como he señalado en el capítulo 4, aunque prácticamente no dejamos de pensar en ningún momento, muchas veces apenas somos conscientes de nuestros pensamientos. Aun así, nuestros pensamientos, conscientes o no, ejercen una poderosa influencia sobre nuestros sentimientos. Por sí solos nuestros pensamientos son capaces de disparar cualquiera de los sentimientos negativos (o positivos) que experimentamos.

Ser capaz de identificar los problemas depende, al menos hasta cierto punto, de ser consciente de tus pensamientos. Cuando tienes un sentimiento negativo y el motivo no está claro, necesitas revisar de inmediato tus pensamientos. Es preciso que te preguntes a ti mismo: «¿En qué estaba pensando justo antes de tener este sentimiento?».

Tus sentimientos no se originan en un vacío. Algo ha sucedido en tu entorno o en tu mente, o en ambos, que ha desencadenado este sentimiento que ahora experimentas. Tu trabajo, como detective, es averiguar qué es.

Pero para habituarte a examinar tus pensamientos necesitas practicar mucho. La buena noticia es que una vez que adquieras este hábito, lo harás de verdad, y examinar tus pensamientos se convertirá para ti en algo que llevarás a cabo de forma automática siempre que lo necesites.

A la mayoría de las personas les resulta más fácil examinar su entorno para encontrar lo que ha originado un determinado sentimiento que examinar sus pensamientos. Sencillamente, tienes que trabajar para establecer una conexión entre los acontecimientos de las circunstancias externas —por ejemplo, una pelea con tu cónyuge— y tus sentimientos.

Por supuesto, algunos problemas son más fáciles de identificar que otros. Los que nos cuestan más suelen ser los que nos podrían causar mayores trastornos o dolor psicológico. Por lo general, nuestra psique desarrolla un sólido muro de defensa a fin de protegernos de la experiencia de este dolor, y esto puede representar una gran dificultad para establecer contacto con lo que realmente nos perturba.

En situaciones como éstas, a veces los sueños nos indican la dirección correcta. Si un tema preocupante reaparece en tus sueños, probablemente eso signifique que hay un conflicto psicológico que todavía no ha sido resuelto. Otra forma de averiguar los problemas ocultos es llevando un diario de tus pensamientos y sentimientos. Finalmente, la psicoterapia ha ayudado a muchas personas a identificar y comprender cuestiones ocultas.

Aunque es difícil entrar en contacto con algunos problemas, si tienes en cuenta las pistas internas y externas la mayoría resultan bastante obvios.

Veamos, por ejemplo, la historia de Beth. Aunque había trabajado en la misma escuela como profesora de primaria durante diez años, y adoraba su trabajo, no podía evitar el rechazo que sentía por el director del centro. La había menospreciado, había minimizado sus capacidades y había socavado su autoridad ante su propia clase durante demasiado tiempo.

Pero a pesar de que se sentía terriblemente infeliz, dudaba de que nadie más le ofreciese un empleo. E incluso en el caso de encontrarlo, le preocupaba abandonar la familiaridad de su trabajo actual por lo desconocido. El problema se agravaba por el miedo que le causaba el hecho de que si el director se enteraba de que estaba buscando otro trabajo, tuviera que enfrentarse a consecuencias negativas.

Volveremos a Beth en breve, pero antes quisiera continuar con nuestro análisis sobre la resolución de problemas.

LOS CUATRO PASOS PARA RESOLVER PROBLEMAS

Paso 1   Identifica el problema y analiza profundamente todas las facetas de la situación

Paso 2   Identifica una serie de posibles soluciones realistas

Paso 3   Evalúa cada posible solución según el resultado probable y selecciona una

Paso 4   Pon en práctica la solución escogida y evalúa el resultado

Tras haber identificado el problema, deberás determinar si es un problema sobre el que tú puedes hacer algo. Como ya debes saber, hay cosas sobre las que tenemos algún control y otras sobre las que no. Las cosas sobre las que podemos ejercer algún control son las que se beneficiarán del desarrollo de las destrezas para resolver problemas.

Si eres un evasivo, lo más seguro es que minimices la probabilidad de tener control sobre la solución. Tu respuesta típica a los problemas es: «Lo que tiene que ser, será», o «No puedo hacer nada al respecto».

Si bien es cierto que hay situaciones en las que no puedes hacer nada —una tormenta, pagar los impuestos, etcétera—, también lo es que muchas otras responderán positivamente a las soluciones apropiadas.

Tras identificar el problema, siempre que sea un problema sobre el que puedas hacer algo, el segundo paso consiste en formular varias posibles soluciones para acabar con él.

Beth sugirió una solución posible para su problema (buscar otro trabajo), pero posteriormente pensó en una variedad de «razones» por las que esta solución no funcionaría. Veamos si existen otras respuestas posibles a su problema.

Otra solución potencial al problema de Beth podría ser hacerle frente al director del colegio por su conducta ruda y poco constructiva. También podría haber considerado la posibilidad de pasar por encima de él e informar de su conducta a la junta de educación. Y si hubiera cuestiones delictivas por medio (como, por ejemplo, acoso sexual) podría pensar hasta en demandarle judicialmente.

A la hora de buscar posibles soluciones para un problema hay que mostrarse creativo. La solución más obvia no es necesariamente la única o la mejor. Beth, por ejemplo, pensó que la única respuesta posible a su problema era buscar otro empleo. Y aunque, ciertamente, ésta fuese una solución razonable, no consideró otras alternativas.

Concédete un minuto a fin de identificar al menos un problema que tengas en estos momentos, y después, propón como mínimo tres posibles maneras de enfocarlo.

Cuando lo hagas, asegúrate de que esas posibles soluciones sean factibles. Por ejemplo, aunque ganar la lotería podría acabar con tus dificultades financieras, la probabilidad de que lo consigas es bastante remota.

El tercer paso para solucionar problemas implica evaluar cada solución potencial que hayas propuesto. Las soluciones a los problemas difieren según distintos niveles:

Viabilidad: ¿Qué probabilidad existe de que seas capaz de darle esta solución al problema? ¿Tienes las capacidades o los recursos para poner el plan en marcha?

Conveniencia: ¿En qué medida se corresponde esta opción con el problema? En otras palabras, ¿hasta qué punto lo trata?

Consecuencias: ¿Qué resultados potenciales positivos y negativos obtendrás de llevar dicha opción a la práctica? ¿Qué probabilidades hay de que se produzcan?

Considera la primera solución potencial de tu lista. ¿Es viable? ¿Puedes hacer que suceda de verdad? ¿Qué hay respecto a la conveniencia? ¿Resolverá realmente el problema? ¿Es sólo un «parche» o un arreglo temporal? ¿Abarca todo el problema o sólo una parte de él?

Si la solución es viable y conveniente, el siguiente paso será considerar las ventajas y los inconvenientes asociados a dicha opción. ¿Qué cosas positivas podrían ocurrir si la llevases a la práctica? ¿Qué cosas negativas? ¿Cuál es la probabilidad de que sucedan estas cosas, las positivas y las negativas?

Toma las posibles soluciones que has esbozado anteriormente y haz una lista de las consecuencias positivas y negativas que podrían derivarse de cada opción. Puntúa del 1 al 10 la posibilidad de que se produzcan.

Ahora compara estas tres soluciones entre ellas. La que tenga la probabilidad más alta de generar consecuencias positivas y la más baja por lo que se refiere a las consecuencias negativas, es la solución ideal. Pero, por desgracia, son muy pocas las soluciones que entran en esta categoría.

En un mundo imperfecto como es el nuestro, quizá deberíamos contentarnos con soluciones que, comparadas con las demás de la lista, tengan un número de consecuencias positivas relativamente mayor que de negativas.

Para ver un ejemplo de cómo funciona esto, tomemos el caso de Stephanie. A sus 41 años, aún no se había casado, y como quería tener hijos a toda costa, se sentía muy preocupada por el hecho de que su reloj biológico pudiera pararse.

En ese entonces, Stephanie salía con dos hombres. Uno de ellos, Tom, le había pedido que se casara con él. Era un viudo sin hijos que, al igual que ella, quería formar una familia. El otro, Bart, un divorciado que tenía la custodia compartida de sus dos hijos, le había dicho claramente que no se volvería a casar nunca y que no tendría más hijos (se hizo la vasectomía tras el divorcio).

Aunque Stephanie tenía sentimientos muy profundos por Tom y pensaba que sería un marido y un padre maravilloso, le preocupaba que entre ellos no hubiera demasiada pasión. Por el contrario, su relación con Bart era excitante e intensa.

Evidentemente su problema no tenía lo que se dice una solución perfecta. Aunque con Bart experimentaba una gran excitación, no compartía con él los mismos objetivos en la vida (el matrimonio y los hijos). Y si se casaba con Tom probablemente tendría la familia que anhelaba, pero no la pasión que quería.

Tras evaluar seriamente sus opciones, al final Stephanie decidió casarse con Tom. Hoy, años más tarde, tiene una hija de cinco años y es muy feliz en su matrimonio. (Como inciso diré que Bart se volvió a casar de nuevo: con una mujer veinticinco años más joven que él.)

Tras evaluar y escoger una solución, el paso final en la resolución del problema es poner en práctica la solución que se ha escogido y, después, evaluar su resultado. Poner en práctica una solución a menudo depende del grado de habilidad para comunicarse de forma positiva y efectiva con los demás. En el siguiente apartado de este capítulo explicaré detenidamente esta cuestión.

Cuando evalúas el resultado de tu solución —es decir, observas hasta qué punto ha funcionado— puedes ver lo bien que has resuelto un problema determinado. En el proceso de desarrollo de las capacidades para resolver problemas, se aprende mucho valorando sinceramente el resultado de los intentos de hacer frente a los problemas. Reconociendo tus logros y tus equivocaciones, te convertirás en una persona más experimentada y efectiva a la hora de resolver tus problemas.

DESARROLLAR UN ESTILO SEGURO

Las personas evasivas suelen ser complacientes. No quieren perturbar la armonía. Les cuesta comunicar sus propias necesidades y deseos porque les preocupa entrar en conflicto con los de los demás. Son muy reacias a expresar los sentimientos negativos y a decir que no. Su objetivo es gustar a todo el mundo y evitar el conflicto a toda costa.

Pero pese a que este estilo comunicativo, pasivo y complaciente pueda resultar cómodo para los que te rodean, no lo será para ti. No expresar lo que realmente se siente, empuja a la mayoría de las personas evasivas a la nevera, donde intentan distraerse y consolarse con la comida.

Además, si se carece de determinación, no es posible poner en práctica la solución de la mayoría de los problemas. Resolver problemas implica, al menos en parte, la capacidad de comunicarse de forma directa, clara y sincera.

El estilo seguro difiere sustancialmente del estilo agresivo. La gente agresiva es hostil, ruda, exigente, y no muestra respeto por los derechos o las necesidades de los otros. Por el contrario, la gente segura de sí misma es directa y sincera por lo que respecta a sus sentimientos, pero, al mismo tiempo, se comporta correctamente con los demás.

Para comprender mejor dónde fallas a la hora de mostrar una conducta resolutiva, completa el cuestionario que viene a continuación.

Como verás, con estas preguntas lo que se intenta es encontrar un problema de autoafirmación. Si tus respuestas afirmativas son numerosas, eso querrá decir que tienes muchas dificultades para expresarte a ti mismo de forma segura.

La autoafirmación incluye tanto la conducta verbal como la no verbal. Expresarte de forma directa, sincera y clara es un modo de hacer que se acepte tu opinión. La postura del cuerpo, el contacto visual, el tono de voz y la expresión facial también contribuyen a la forma en la que te perciben los demás y a la manera en que «leerán» tu mensaje.

Cuestionario de determinación

Contesta sí o no a cada una de las siguientes preguntas:

	Sí	No
1. ¿Te resulta difícil o incómodo devolver algo a una tienda?		✓
2. ¿Te cuesta decir que no a la familia o los amigos?	✓	
3. ¿Te resulta difícil pedir pequeños favores a otras personas?	✓	
4. ¿Te cuesta expresar cómo te sientes realmente?	✓	
5. ¿Te cuesta denunciar algo que crees injusto?	✓	
6. ¿Te resulta difícil llamarle la atención a alguien que se equivoca?	✓	
7. ¿Te resulta difícil pedir lo que realmente quieres?	✓	
8. ¿Te sientes habitualmente incómodo con las figuras de autoridad?	✓	
9. ¿Eres reticente a compartir tus ideas o a proponer planes?	✓	
10. ¿Te resulta difícil finalizar las relaciones que te resultan insatisfactorias?	✓	

Comunicación no verbal

Imagínate que vas a entrevistarte con tu jefe para pedirle un aumento de sueldo. Aunque quizá digas las cosas apropiadas, es posible que tu comportamiento no verbal envíe un mensaje distinto al que quieres comunicar. Por ejemplo, si vas con la cabeza gacha, y los hombros caídos y desvías la mirada, no darás la imagen de la persona que realmente piensa que se merece un aumento, digas lo que digas.

Empecemos por concentrarnos en las destrezas *no verbales* que necesitas para comunicar con determinación tus pensamientos y sentimientos.

Contacto visual: Mira directamente, pero con respeto (no una mirada feroz), a los ojos de la persona con la que te estés comunicando.

Lenguaje corporal: Siéntate o permanece de pie, bien derecho, mantén una buena postura y los hombros altos. Adopta una posición «abierta» (no cruces los brazos o las piernas). Quieres que tu lenguaje corporal sugiera que estás relajado y que te sientes seguro de ti mismo, no cerrado y rígido. Si estás de pie, mantén los dos pies en el suelo, no retrocedas ni te balancees.

Tono de voz: Permanece tranquilo y no te muestres excesivamente emocional; una afirmación hecha con seguridad es mucho más efectiva que una explosión emocional. Mantén el tono de voz relajado y sereno.

Para practicar estas destrezas no verbales del comportamiento autoafirmativo, hazte ayudar por un amigo o un miembro de tu familia (alguien con quien te sientas muy cómodo). Utilízalas en conjunción con las destrezas verbales en algunas de las situaciones prácticas que se describen más adelante en este mismo capítulo.

Habla en tu favor

Las destrezas verbales del comportamiento autoafirmativo son, más complejas que las destrezas no verbales. La autoafirmación verbal trata en mayor medida el contenido de tu comunicación. Con el contenido, entra en juego el juicio: lo que yo puedo considerar una respuesta autoafirmativa puede ser considerada de otro modo (pasiva, o agresiva) por otras personas. Por consiguiente, la autoafirmación verbal es menos objetiva que la no verbal, en la cual resulta fácil medir la presencia o la ausencia de la conducta autoafirmativa (o miras a la persona o no la miras).

Pero, a pesar de estas advertencias, el consenso general es que las respuestas autoafirmativas verbales incluyen cada uno de los siguientes ingredientes:

1. Expresar los pensamientos y dudas de forma clara, sincera, directa y adecuada. No utilizar sarcasmos ni culpabilizar a nadie. Empezar las declaraciones con «yo» en vez de «tú», p. ej.: «Yo siento...» en lugar de «Tú...». Intentar ser breve.
2. Expresar lo que se desea, clara y directamente; p. ej.: «Quiero que tú...». Si es necesario, repetir el mensaje. No cambiar de tema, no debatir ni entrar en discusión; mantener el objetivo, que es encontrar una solución.
3. Si resulta apropiado, expresar las consecuencias (positivas o negativas) de conseguir o no lo que se ha pedido en el número 2, p. ej.: «Si no me devuelves el dinero, tendré que hablar con tu supervisor». No mostrarse hostil ni condescendiente; hablar en un tono de voz resuelto.

Como puedes ver, el primer paso para desarrollar una respuesta autoafirmativa consiste en comunicar los propios pensamientos o sentimientos, con los que ya has trabajado antes en este programa. El segundo, expresar lo que se quiere, intentando llevar a la práctica la solución escogida, la que has elegido tras una cuidadosa evaluación de múltiples soluciones posibles. Para resumir brevemente los dos primeros pasos, podemos decir que con el primero expresas el problema, y con el segundo propones una solución (a menudo en forma de petición).

Por ejemplo, si tienes problemas en tu matrimonio, quizá podrías decirle a tu cónyuge: «Me siento infeliz por la manera como están las cosas entre nosotros (expresión del problema). Me gustaría que acudiésemos a un asesor matrimonial (proposición de una solución al problema)».

El tercer y último paso de la comunicación autoafirmativa estriba en expresar las consecuencias que acompañarían a la cooperación o no cooperación con la solución propuesta. En el ejemplo que acabamos de poner, este paso podría llevar a decir lo siguiente: «Si acudimos a un asesor matrimonial, sabré que te comprometes a hacer algo para que nuestro matrimonio funcione», o «Creo que el asesoramiento nos ayudará a volver al buen camino» (expresión de consecuencias positivas).

En el ejemplo del aumento de sueldo, el tercer paso podría expresarse de este modo: «Este aumento me demostraría que se valora mi contribución a la empresa» (expresión de consecuencias positivas). Ahora bien, si el jefe se muestra reacio a aceptar la solución al problema que propones (es decir, no parece dispuesto a concederte el aumento), entonces quizá desees expresar las consecuencias negativas potenciales que se derivarían de ello: «Si no se me concede el aumento, quizá tendré que buscar mejores oportunidades en otra parte» (expresión de consecuencias negativas). Obviamente, esto sólo lo dirás si estás preparado y dispuesto a seguir esta línea de acción.

Pero no siempre es necesario ni apropiado expresar las consecuencias. Por ejemplo, si vas a devolver alguna compra a una tienda, no tienes por qué decir cuáles serían las consecuencias positivas o negativas potenciales que se derivarían de la cooperación o no del dependiente. La decisión de incluir la expresión de las consecuencias depende, hasta cierto punto, de la cantidad de resistencia o confrontación que halles en la persona que te atiende.

Más adelante verás unos cuantos ejemplos de situaciones que podrás utilizar para practicar tus destrezas de autoafirmación verbal. En primer lugar, escribe tus respuestas. Después, con la ayuda de un amigo o un miembro de tu familia, practica las respuestas autoafirmativas. Tras esto, deberías estar preparado para empezar a aplicar las nuevas conductas en el mundo real.

Sales a comer fuera con una amiga. Cuando llega la cuenta, adviertes que te han cobrado ochocientas pesetas de más. Le dices al camarero:

Expresa el problema:

Expresa la solución:

Expresa las consecuencias (si viene al caso):

Después de lavar la nueva camisa que te has comprado siguiendo las indicaciones de la etiqueta, te das cuenta de que se ha descolorido. Vuelves a la tienda donde la has comprado y te diriges al dependiente.

Expresa el problema:

Expresa la solución:

Expresa las consecuencias (si viene al caso):

Estás en la zona para no fumadores de un restaurante y la mujer que ocupa la mesa de al lado enciende un cigarrillo. Te decides a hablar.

Expresa el problema:

Expresa la solución:

Expresa las consecuencias (si viene al caso):

Tu novio pasa más tiempo con sus amigos que contigo. Te sientes abandonada. Decides discutirlo con él.

Expresa el problema:

Expresa la solución:

Expresa las consecuencias (si viene al caso):

Decir que no

Decir que no es un tipo especial de conducta autoafirmativa que a muchas personas evasivas les resulta particularmente desagradable. Cuando digas que no, quizá tengas que hacer frente a la contrariedad de la persona a la que le niegas algo, una situación que le resulta muy incómoda al complaciente evasivo.

¿Por qué cuesta tanto decir que no? En realidad, esto tiene mucho que ver con la forma en que percibimos esta conducta. Si consideras que decir que no es una manera de cuidar de ti mismo, en lugar de ser una «mala» conducta por la que deberías sentirte culpable, te resultará más fácil hacerlo. Determinar los límites sobre lo que harás y no harás por otras personas es un modo de demostrar respeto hacia ti mismo.

Si dices que sí, cuando en realidad quieres decir que no, tu conflicto interno acabará por lanzarte a la comida. Comer es una forma de huir del problema inmediato. Por lo tanto, enfréntate a él, resuélvelo y así no necesitarás comer en exceso.

¿Cómo decir que no sin que te ahogues al pronunciar la palabra? Pues bien, la manera en que lo hagas dependerá de la situación. Si quieres decir que no a alguien con quien no tienes una relación, un sencillo «No, gracias» o «No me interesa» debería bastar. (Si lo haces en persona, y no por teléfono, asegúrate de que tu comportamiento no verbal coincide con tu comportamiento verbal.)

Si quieres decir que no a una persona con la que mantienes una relación —un compañero de trabajo, un miembro de la familia, un amigo, etcétera—, lo mejor es ofrecer una explicación del motivo por el que declinas su petición. Sé sincero y directo a la hora de expresar tus razones; después, si viene al caso, ofrece una alternativa que os satisfaga a ambos.

Por ejemplo, supongamos que tu amiga tiene programado un vuelo a las seis de la mañana de un día entre semana. Quiere que la acompañes en coche al aeropuerto antes de que acudas al trabajo para no tener que dejar el coche en el aparcamiento del aeropuerto durante las dos semanas que estará fuera. Pero para ti tenerte que levantar tan temprano y después ir a trabajar toda la jornada, es pedir demasiado. Le dices: «Realmente me va a costar mucho levantarme tan temprano y después rendir bien en el trabajo. Si puedes cambiar el vuelo por otro que salga por la noche o el fin de semana, te acompañaré encantada».

Le has ofrecido a tu amiga una razón sincera y comprensible del motivo por el que no la llevarás al aeropuerto, un motivo para decir que no. Además, has añadido una solución potencial al problema capaz de satisfacer las necesidades de ambas.

Pero, ¿qué ocurre si la persona a la que le dices que no se pone a discutir contigo y te hace pasar un mal rato? En una situación así, lo mejor es repetir sin exaltarte lo que ya le has dicho; también puedes elevar el tono de voz *ligeramente* (¡sin gritos!) a fin de demostrarle que tu decisión es irrevocable. No intentes discutir ni extenderte en tu opinión, ya que eso podría llevar a empeorar la situación. Bastará con que reiteres tu punto de vista.

La autoafirmación es la piedra angular del cuidado de uno mismo. Cuando te trates de este modo y utilices estas destrezas para poner en práctica de manera efectiva las soluciones a tus problemas, comerás menos. Te enfrentarás a tus dificultades directamente en lugar de esconderte de ellas tras la comida.

PRACTICAR LAS NUEVAS DESTREZAS MEDIANTE LA VISUALIZACIÓN

Para afirmar tu creencia en tu capacidad de resolver problemas y ejecutar las soluciones bastará con que lo lleves a cabo con éxito. Resulta muy difícil, por no decir imposible, cambiar la visión que tenemos de nuestras capacidades sin reunir suficientes evidencias de que somos capaces de llevar a cabo lo que nos proponemos. Y por esta razón la práctica resulta tan importante para desarrollar estas nuevas destrezas psicológicas.

Pese a que no hay nada como la práctica en la vida real, hacerlo con la imaginación también ayuda; esto se puede hacer antes o además de las sesiones prácticas. La oportunidad de visualizar las nuevas destrezas en la mente antes de llevarlas a la práctica en la vida diaria tiene dos aspectos muy positivos.

En primer lugar, te ofrece un entorno seguro en el que no experimentarás ningún fracaso. Te permite controlar las respuestas potenciales de la gente con la que te relacionas y eliminar la posibilidad de que éstas socaven tu efectividad. En otras palabras, en tu imaginación tendrás el control absoluto de la trama: el acontecimiento sucederá tal como tú quieres. Esto puede ser muy útil y alentador, en particular cuando empiezas a desarrollar las nuevas destrezas.

En segundo lugar, la visualización te permitirá practicar las nuevas destrezas con la frecuencia que quieras: no tendrás que esperar a que surja la situación adecuada, que es lo que suele ocurrir en la vida real.

Practica una visualización en la que abordas con éxito tus problemas. Esto te aportará la práctica y la confianza en ti mismo necesarias para que posteriormente lleves tus planes a la acción en la vida real.

1. En un lugar tranquilo, en el que nadie te vaya a interrumpir, túmbate, ponte cómodo y cierra los ojos.

2. Visualízate enfrentándote con éxito a una situación problemática. Represéntalo como si se tratase de una película. Para que la escena resulte lo más real posible, evoca todo el campo visual, los sonidos, los olores y los sabores que acompañarían a esa situación. Imagínate la escena durante dos minutos aproximadamente.
3. Repite la misma escena tantas veces como sea necesario hasta que te sientas cómodo en el manejo de la situación.

OTRAS COSAS QUE DEBERÍAS SABER

El evasivo y el alcohol

Muchos evasivos, además de comer en exceso, utilizan el alcohol como manera para librarse de afrontar sus problemas. El alcohol proporciona un breve alivio mental con respecto a las situaciones problemáticas y no fomenta en absoluto la conducta que lleva a resolverlas, sino todo lo contrario: en realidad interfiere en el desarrollo de las destrezas que ayudarían a hacerlo porque las coloca en un marco de espera.

Por lo tanto, si cuando tienes un problema consumes bebidas alcohólicas con frecuencia, abandona esa costumbre en cuanto empieces el programa. Aunque te pueda costar dejarlo al mismo tiempo que trabajas en tu necesidad de comer en exceso, para aprender las destrezas que se describen en este capítulo es preciso que abandones todas las sustancias que no te dejan reconocer tus problemas.

En el caso de que hayas llegado a tener un problema serio con el alcohol, existen varias organizaciones que te pueden proporcionar la ayuda que necesitas. Y si no necesitas esta ayuda, sencillamente plántate y elimínalo del todo, al menos por el momento.

Utilizar las drogas para escapar

Aunque el alcohol suele ser la droga más utilizada por el evasivo, hay muchas otras sustancias, legales e ilegales, que también em-

plean con frecuencia las personas con este perfil de alimentación.

El abuso de medicamentos psicoactivos prescritos por los
médicos en este país no es una cuestión menor. Millones de personas toman dosis elevadas de estas drogas o las utilizan más de
lo necesario para «colocarse» y escapar a sus problemas. Los medicamentos que no precisan receta médica, además de las sustancias que se venden ilegalmente en la calle, también son objeto de abuso.

Si tienes problemas con las drogas que requieren receta médica, con las que se venden sin receta o con las drogas ilegales, deja
de abusar de ellas en beneficio de tu salud, y también para aprender las destrezas necesarias a fin de superar tu problema de alimentación. Si necesitas ayuda, búscala. En caso contrario, «di
sencillamente no» y deja de tomarlas.

Bajo nivel de azúcar en la sangre y resolución de problemas

Cuando no comes con regularidad, el nivel de azúcar en la sangre baja de manera abrupta. De hecho, muchas personas tienen
dificultades para pensar con claridad y tomar decisiones cuando
su nivel de azúcar está bajo.

Como tu propósito es dominar la capacidad de afrontar y resolver tus problemas, no permitas que tu estado físico trabaje
contra ti y agrave la situación. Come con regularidad a fin de
eludir las caídas en el nivel de azúcar y así evitarás los peligros
que las reacciones hipoglucémicas traen consigo.

TRAS COMPLETAR EL PROGRAMA

Como persona evasiva, hace tiempo que huyes de tus sentimientos y evitas tus problemas. Comer en exceso te ha servido de «estrategia de elusión» y te ha proporcionado una vía para no hacer
frente a las dificultades de la vida.

No obstante, a través de este programa has aprendido nuevas
maneras de manejar tus problemas. Aunque las has iniciado
muy bien, ahora es necesario que las continúes practicando y

que utilices estas capacidades recién descubiertas. De hecho, deben convertirse en destrezas para toda la vida.

Personalmente, mi historia sobre el uso de sustancias, incluida la comida, por supuesto, para evitar enfrentarme a los problemas es larga. Para ser sincera, debo decir que no desarrollé una auténtica capacidad para afrontar y resolver mis problemas hasta que, hace unos años, renuncié a mi última muleta: el tabaco.

¡Y qué distinta es ahora la vida para mí! Ya no me escondo de mis problemas tras la comida o cualquier otra sustancia. Ahora reconozco mis sentimientos y me enfrento a mis problemas con firmeza y con soluciones muy meditadas y ejecutadas de forma autoafirmativa.

Cuando identifiques tus problemas y después desarrolles y despliegues sus soluciones, descubrirás que muchas cosas cambiarán en tu vida. En primer lugar, tu peso, por supuesto. Ya no volverás a sentir el impulso de comer por comer ni de comer en exceso, porque contarás con medios más efectivos y más sanos para manejar la vida. La sobrealimentación ya no servirá a su viejo propósito, es decir, ayudarte a evitar que te enfrentes a la vida.

Al desarrollar esta vía alternativa para enfocar las dificultades diarias, también te brindarás otro regalo además del control de peso permanente. Te ofrecerás el regalo de la autoestima y la confianza en ti mismo, que te proporcionarán una inmensa ayuda en casi todas las cosas que hagas. Tener una buena opinión de ti mismo y de tus capacidades es una sensación estupenda: ¡una sensación a la que tienes derecho y que te mereces!

6

El vigorizador:
Recargar tu vida

Carla tenía problemas con su estado de ánimo. A pesar de que las cosas le iban bastante bien en la vida, se sentía decaída y cansada la mayor parte del tiempo. Tenía un trabajo magnífico, dos niños estupendos y un marido que la adoraba.

Pero la depresión le venía de familia, de modo que daba por sentado que sus cambios de humor eran hereditarios. Y además de la depresión, había tenido que luchar con su peso muchos años.

—Cuando estás deprimida, ¿qué haces para intentar sentirte mejor? —le pregunté.

—Normalmente me voy al supermercado y me compro las cosas que me gustan para comer. Entonces, vuelvo a casa y me doy un atracón.

De todas las distintas razones por las que la gente se alimenta en exceso, el estado de ánimo es una de las más comunes. Al igual que le sucedía a Carla, la mayoría de la gente pasa por momentos en los que utiliza la comida con el propósito de sentirse mejor.

Sin embargo, las personas como Carla no se comportan de este modo sólo de vez en cuando. Se sienten deprimidas con frecuencia e intentan animarse comiendo. Pero aunque esto pueda ayudar durante unos momentos, al final acaban sintiéndose incluso peor que antes, y este sentimiento de culpabilidad por haber comido demasiado las deprime aún más.

Sentirse «decaído» es sólo un síntoma de un problema de estado de ánimo. La fatiga crónica (a pesar de dormir las horas necesarias) y el aburrimiento frecuente también son síntomas corrientes de depresión.

Si adviertes que a menudo estás triste, cansado o aburrido

y sofocas esos sentimientos comiendo, es muy probable que seas una persona vigorizadora que utiliza la comida para mejorar su estado de ánimo.

Margie, una vigorizadora con la que trabajé hace unos diez años, se sentía deprimida y cansada la mayor parte del tiempo. Pese a ser una mujer joven, inteligente y atractiva, se percibía a sí misma como una persona carente de belleza física y falta de inteligencia.

La percepción distorsionada que tenía de sí misma le venía de la infancia. Margie fue criada por unos tíos en un entorno física y verbalmente abusivo. A los 35 años todavía cargaba con ella la opinión de que era fea y tonta.

La primera vez que la vi, desempeñaba un trabajo que no estaba a su altura, tenía una relación con un hombre que la engañaba y le mentía, y le habían retirado el permiso de conducir por una tercera infracción relacionada con el alcohol. Además tenía un exceso de peso de once kilos porque utilizaba la comida para animarse y elevar su nivel de energía en los «días bajos».

Sin embargo, en los seis meses que trabajamos juntas, Margie fue capaz de vencer sus cambios de humor de una vez por todas y para siempre. Consiguió un nuevo trabajo, mucho más interesante (y por el que le pagaban considerablemente más), dejó al perdedor que tenía por novio, también dejó de beber y bajó esos once kilos. Perdió peso porque dejó de utilizar la comida como si fuese un antidepresivo. Ya no la necesitaba para sentirse más feliz, y lo consiguió por sí sola.

Aunque Margie padecía una depresión clínica, no todos los vigorizadores tienen problemas tan serios con su estado de ánimo. Ahora bien, problemas menores o más sutiles también llevan a la gente a comer en exceso.

Independientemente de cómo se exprese el problema del estado de ánimo (tristeza, aburrimiento o cansancio) y de su gravedad, todos los vigorizadores deben ocuparse directamente de su humor si quieren controlar de manera permanente su peso. Y esto es, exactamente, lo que se consigue a través del procedimiento psicológico para la sobrealimentación.

Pero antes de entrar en detalles acerca de este programa de tratamiento, examinemos algunos de los factores que contribuyen al desarrollo de los problemas del estado de ánimo.

LAS CAUSAS DE LOS PROBLEMAS
DEL ESTADO DE ÁNIMO

Como suele ocurrir con la mayoría de los problemas psicológicos, en los que afectan al estado de ánimo hay unos componentes hereditarios y ambientales que contribuyen a su desarrollo.

Tanto la depresión clínica («depresión mayor») como las demás formas menores de la depresión tienen un componente genético. Aunque se sabe que los individuos nacidos en familias
con una alta proporción de depresión tienen un riesgo mayor de
desarrollar este desorden, lo que no se sabe es qué se hereda exactamente.

Muchos investigadores se han centrado en la neuroquímica
del cerebro como un probable factor hereditario en la etiología
de la depresión. Sin embargo, aunque las investigaciones han demostrado que existe un fuerte vínculo entre la química cerebral
y la depresión, no sabemos si los desequilibrios observados en
los neurotransmisores son la *causa* o la *consecuencia* de la altera-
ción. En otras palabras, ¿son los desequilibrios neuroquímicos
del cerebro los que provocan la depresión, o bien son el resultado de padecer una depresión?

Los estudios centrados en la neuroquímica y la depresión han
permitido dar pasos de gigante en el tratamiento farmacológico
de este trastorno. El desarrollo relativamente reciente de las drogas inhibidoras de la reabsorción de serotonina, la más conocida
de las cuales es el Prozac, ha proporcionado un alivio de los síntomas depresivos a individuos que previamente no habían res-
pondido a otros tratamientos.

Pero en el tratamiento de la depresión, también han dado resultado otros procedimientos no farmacológicos, y en muchos
casos, hasta se han alcanzado niveles de mejoría comparables a
los obtenidos con la medicación.

Las terapias cognitivas cuyo objetivo es cambiar el modo en
que las personas piensan sobre sí mismas y sobre el mundo, han
demostrado ser muy efectivas, sobre todo en el tratamiento de las
depresiones leves a moderadas. Otros procedimientos de tratamiento psicológico, incluyendo la terapia de la conducta, la terapia interpersonal y la terapia familiar, también han demostrado
su eficacia, bien en solitario, bien combinados con la medicación.

Pero volviendo a las causas de los problemas del estado de ánimo, no hay que olvidar que los factores ambientales también desempeñan un papel importante en el desarrollo de la depresión. Por ejemplo, las investigaciones han puesto de manifiesto, en repetidas ocasiones, que las personas que trabajan y están casadas son menos propensas a sufrir una depresión que las que están solas y en paro. (Pero, por supuesto, tener un empleo y una relación no es una garantía contra la depresión: quienes tienen un empleo que no les satisface y unas relaciones matrimoniales desastrosas, no se sienten muy felices que digamos.)

Las experiencias de pérdida, como la pérdida de una persona significativa a causa de separación, muerte o divorcio, a menudo precipitan el comienzo de un problema del estado de ánimo. Y aquellas en las que se percibe el fracaso, como la pérdida del empleo, también contribuyen al desarrollo de la depresión.

Además, aparte de las experiencias de nuestra vida de adultos, los acontecimientos negativos o traumáticos que se viven durante la infancia y la adolescencia también pueden perseguirnos hasta la madurez. El abuso verbal, físico y sexual, y la desatención física y emocional por parte de los padres, conducen al desarrollo de una imagen negativa de uno mismo de la cual puede resultar muy difícil desprenderse. A veces, ni siquiera los grandes triunfos en la vida adulta pueden contrarrestar los sentimientos crónicos de inadecuación que emanan de la infancia.

Independientemente de las razones por las cuales experimentas un problema de humor, no olvides que puedes hacer muchas cosas para cambiar no sólo tu estado de ánimo sino también tu alimentación. Veamos cuáles son.

EL PROCEDIMIENTO PSICOLÓGICO PARA LA SOBREALIMENTACIÓN RELACIONADA CON LA DEPRESIÓN

Si eres un vigorizador, debes saber que comer no solventará tu problema de humor. Aunque quizá te sientas mejor durante un rato (mientras comes, y poco más), después estás incluso peor que antes. Y esto te pasa porque la sobrealimentación nutre todavía más el desagrado que sientes hacia ti mismo. Esta pauta constituye un círculo vicioso: te sientes decaído, comes para sentirte mejor, te sientes peor porque has comido, entonces vuelves a comer porque te sientes mal, y así sucesivamente.

Para adelgazar y permanecer delgados, los vigorizadores deben conquistar la verdadera fuente de su sobrealimentación: sus problemas de humor. Cuando desarrolles las destrezas psicológicas que mejoran el estado de ánimo, la sobrealimentación relacionada con la depresión desaparecerá porque habrás eliminado la emoción negativa que accionaba esta conducta.

El programa para los vigorizadores incluye, pues, los procedimientos específicos de tratamiento que les ayudarán a conquistar su problema de estado de ánimo. La lista contiene cuatro técnicas: dos se centran en el cambio de la manera de pensar, y dos en el cambio de conducta.

Para cambiar los pensamientos problemáticos y las actitudes que caracterizan al vigorizador, deberás aprender a desafiar los pensamientos inútiles y a sustituir tu valoración personal negativa por una valoración personal positiva. También aprenderás a cambiar tu conducta con el objetivo de experimentar una mayor satisfacción en tu vida: esto se consigue incrementando las actividades placenteras y fijando (y después alcanzando) unos objetivos personales.

Programa para el vigorizador

Método de tratamiento	Empieza
Desafiar las creencias	Semana 1
Valoración personal positiva	Semana 2
Actividades placenteras	Semana 3
Objetivos personales	Semana 4

Al igual que en los esquemas de los programas incluidos en los otros perfiles de alimentación, este sugiere una planificación para aprender estas técnicas. Mejor que primero aprendas sólo un método de tratamiento, y que pases al siguiente cuando te sientas cómodo con el actual.

Cuando domines estas cuatro destrezas serás capaz de controlar tu problema de estado de ánimo, y a medida que los síntomas de la depresión se desvanezcan, también lo hará esa estrecha relación que tienes con la comida. Ya no volverás a comer para combatir la tristeza, el aburrimiento o el cansancio, y tu pérdida de peso será permanente, porque habrás eliminado la causa que lo originaba de una vez por todas.

LIBERARSE DE LAS CREENCIAS INÚTILES

A través de las experiencias de la vida desarrollamos actitudes y formas de percibir las cosas que nos guían diariamente. Estas creencias surgen, en gran medida, como una función de nuestras experiencias tempranas, influidas por nuestros padres y profesores, y por la educación religiosa que recibimos.

Ahora bien, estas creencias pueden ser útiles o inútiles. Las útiles son las que nos ayudan a conducir nuestra vida de una manera que nos mantiene física y mentalmente sanos y bien adaptados. Por el contrario, las inútiles destruyen nuestro bienestar: nos hacen ser excesivamente críticos y exigentes con nosotros mismos y ponen en peligro nuestra felicidad.

Que las creencias sean útiles o inútiles es algo que puede cambiar en el transcurso de nuestra vida. Aunque una creencia particular nos pueda haber sido útil en un momento dado, en otro puede dejar de serlo.

Por ejemplo, un niño que vive en un entorno abusivo quizás aprenda que permanecer callado y quedarse a un lado es la mejor manera de evitar el daño físico. No obstante, este tipo de conducta pasiva y retraída probablemente no le será muy útil cuando se convierta en un ser adulto, ya que si no cambia su orientación hacia los demás, se sentirá desvalido o se deprimirá.

Por lo general, las personas con tendencia a la depresión tienen muchas creencias inútiles. Sus problemas emocionales pueden nacer, al menos en parte, de las exigencias irracionales que depositan en sí mismas y que están causadas por sus creencias inútiles.

Las creencias inútiles son a menudo irreales. Por ejemplo, las del tipo «Debería gustarle a todo el mundo» o «Debería hacer todas las cosas bien», conducen inevitablemente al desánimo y a la depresión, ya que, en realidad, son inalcanzables. Y manteniéndolas nos causamos un grave perjuicio, porque siempre nos quedamos cortos.

Las creencias poco realistas, del tipo blanco o negro, a menudo incluyen palabras como *siempre*, *nunca*, *todo* y *completamente*, y son muy propias de las personas con problemas de humor.

Por el contrario, las creencias útiles son realistas. Fomentan ideas y actitudes sensatas y siempre tienen consecuencias positivas. Tienden a ser flexibles y conceden espacio suficiente para las excepciones y las circunstancias especiales. Las creencias flexibles incluyen múltiples gradaciones del gris, además del blanco y el negro.

Identificar creencias inútiles

Antes de que puedas trabajar en la transformación de tus creencias inútiles, necesitas identificarlas. Para ello he incluido aquí una lista de creencias que son bastante comunes entre la gente con problemas de ánimo. Completa este cuestionario y comprueba cuáles son las que se ajustan más a ti.

Además de los términos absolutos como *siempre* y *nunca*, las creencias inútiles frecuentemente incluyen la palabra *debería*. Descubre algunas más que tengas, analizando las relaciones, los acontecimientos y las actividades de tu vida para ver cuáles van acompañados de un debería.

¿Tienes algunos *debería* vinculados a las relaciones importantes de tu vida? ¿A las relaciones con tu pareja (p. ej., «Debería estar siempre enamorada de mi marido»; «No debería discutir nunca con él»), con los niños (p. ej., «Debería anteponer mis hijos a cualquier otra cosa»; «Debería ser un padre perfecto»), con la familia o los amigos? ¿Qué hay del trabajo, dentro o fuera de casa (p. ej., «Debería disfrutar siempre del trabajo»; «Debería tener la casa siempre inmaculada»)? ¿Existen algunos *debería* relacionados con tu persona, incluidos tu apariencia (p. ej., «Debería tener siempre una buena apariencia»), tus hábitos personales (p. ej., «No debería dejar de hacer ejercicio ni un solo día»), tus aficiones y tu salud física o mental (p. ej., «Debería sentirme siempre bien»; «No debería sentirme nunca decaído o disgustado»)?

Cuestionario de creencias

	Acuerdo	*Desacuerdo*
1. Debería ser perfecto	_____	_____
2. No debería cometer errores nunca	_____	_____
3. Debería gustarle a todo el mundo	_____	_____
4. No debería sentirme nunca mal	_____	_____
5. Debería poner a los demás en primer lugar	_____	_____
6. Debería ser bueno en todas las cosas	_____	_____
7. Debería ser agradable con todas las personas	_____	_____
8. Debería controlar siempre las cosas	_____	_____

El primer paso consiste en identificar tus *debería*. El siguiente, en examinar cuidadosamente cada creencia y determinar si es inútil. Una cosa es que yo te diga que una creencia en particular es inútil y otra muy distinta que tú reconozcas que el modo en el que has percibido alguna cuestión no funciona y que por lo tanto debas cambiarla.

Antes de determinar si una creencia o una actitud es inútil, quizá te gustaría confeccionar una lista de las consecuencias positivas y negativas que el apego a dicha creencia te provoca. A continuación, a través del caso de Judy, veremos un ejemplo de cómo se puede llevar esto a cabo.

Judy era una perfeccionista. Tal vez el hecho de que la educara una madre exageradamente crítica es lo que la llevó a pasarse la mayor parte de su vida intentando ser la mejor en todo lo que hacía. Muy pronto aprendió que evitar los errores era una manera de evitar las críticas.

Así pues, en su persecución de la perfección, Judy se pasaba horas delante del espejo, intentando que su peinado y su maquillaje estuvieran impecables. Y cuando decoraba la casa, consagraba semanas y meses enteros a seleccionar el mobiliario y a asegurarse de que lo que había escogido era perfecto. En el trabajo comprobaba una y otra vez lo que hacía hasta que se convencía de que no había ningún error.

Pero, pese a todo el tiempo que dedicaba a la persecución de la perfección, nunca se sentía satisfecha. Nada complacía a sus exagerados criterios, y a consecuencia de todo esto, muy a menudo se sentía deprimida.

La creencia de Judy de que debía ser perfecta no le funcionaba. En lugar de mejorar su vida, le arruinaba la posibilidad de ser feliz. Y no sólo no era capaz de satisfacer este objetivo, sino que el tiempo excesivo que consagraba a todo esto se lo restaba a otras cosas que podrían aportarle satisfacción en la vida.

Cambiar las creencias inútiles

Una vez que hayas decidido qué creencias son inútiles y necesitan cambiarse, el siguiente paso es aprender a desafiarlas. Un modo de hacerlo es buscar «argumentos contrarios» que refuten la idea contenida en la creencia inútil.

Por ejemplo, en el caso de Judy, podría oponer a la idea de «debería ser perfecta» el argumento contrario: «La perfección es algo que no existe. Puesto que la perfección no existe, estoy consagrando mi tiempo a conseguir lo imposible». O podría decirse a sí misma: «He desarrollado esta creencia de niña a fin de protegerme de las críticas de mi madre. Aunque tal vez me sirvió en aquel momento, ahora como persona adulta tanto perfeccionismo me provoca infelicidad».

Cuando hayas desarrollado tus argumentos contrarios, te resultará útil ponerlos por escrito. Así pues, en una hoja de papel, escribe, en una lista, las creencias inútiles a la izquierda, y a la derecha, los argumentos contrarios que utilizarás para combatir cada una de estas creencias.

Utiliza tus argumentos contrarios todas y cada una de las veces que aparezcan tus creencias inútiles. Se necesita algo de práctica, pero si desafías repetidamente tus creencias inútiles, las cambiarás.

Recuerda, como persona vigorizadora, que la causa de que comas en exceso radica en tus problemas con el estado de ánimo. Combatir y eliminar las creencias inútiles será decisivo, pues, para controlar tu estado de ánimo, y en consecuencia, perder peso de una vez por todas.

CAMBIAR LA VALORACIÓN PERSONAL NEGATIVA

Además de las creencias inútiles, los vigorizadores utilizan otra manera con la que destruirse a través de sus pensamientos: las afirmaciones personales negativas, y en particular, las valoraciones personales negativas.

Las valoraciones —positivas y negativas— son cosas que nos decimos mentalmente a nosotros mismos, nuestras propias afirmaciones. Las afirmaciones personales difieren de las creencias. Y, mientras que los reductores de estrés tienden a hacer afirmaciones personales respecto al peligro, como ya he explicado en el capítulo 4, los vigorizadores las hacen en forma de valoraciones personales negativas, es decir, cosas que te dices a ti mismo para degradarte. Los pensamientos que empiezan con «No puedo», «No soy», «No seré capaz de», por lo general acaban por ser valoraciones personales negativas, una muestra de baja autoestima, y sólo sirven para mantener una opinión personal negativa.

Al criticarte mediante tu valoración personal negativa lo que consigues es que tu ánimo decaiga, elevando la probabilidad de que acabes acudiendo a la comida para buscar consuelo.

A fin de dar al traste con este círculo vicioso, es necesario que abandones la costumbre de humillarte y que desarrolles un nuevo hábito mediante el que puedas mejorar la valoración de ti mismo. Es necesario que cambies el «No puedo» por el «Puedo», el «No soy» por el «Soy», y el «No haré» por el «Haré». En otras palabras, es necesario que aprendas a hablarte (mentalmente) bien de ti mismo y que actúes como si te gustases y creyeses en ti, aunque (en este momento) no sea así.

¿Y cómo se hace eso? Pues, en primer lugar, cazando al vuelo tus afirmaciones personales negativas y advirtiendo cuándo te degradas en tus pensamientos. Pero esto puede resultar difícil, ya que la mayoría de nosotros no estamos acostumbrados a prestar atención a los pensamientos fugaces que atraviesan nuestra mente. (Si también te humillas en voz alta, deberías trabajar en cambiar lo que dices sobre ti mismo a otras personas.)

Quizá algunas personas se hagan una idea bastante clara del tipo de pensamientos negativos que tienen tras realizar el esfuerzo consciente de prestarles atención durante una o dos semanas. Sin embargo, la mayoría precisa anotarlos cuando los tienen a fin de retenerlos. Utiliza el modelo de valoración personal negativa que encontrarás a continuación para apuntarlos. Anota las valoraciones personales negativas sobre ti mismo a medida que aparezcan. También deberías incluir los detalles, cosas como dónde te encontrabas cuando te sobrevino el pensamiento, para ver si hay algunas situaciones que habitualmente accionan en ti este tipo de pensamientos negativos. Podría darse el caso de que la mayoría de tus valoraciones personales negativas se produjera en presencia de una persona determinada o mientras llevas a cabo alguna actividad concreta.

Valoración personal negativa

Fecha	Hora	Lugar	Actividad	Valoración personal negativa

Una vez que hayas identificado tus valoraciones personales negativas, podrás trabajar en el desarrollo de las valoraciones personales positivas para combatir las ideas expresadas en tus pensamientos negativos. Por ejemplo, si piensas: «No soy atractiva», quizá puedas centrarte en algún aspecto de tu aspecto físico que te guste, como el cabello o los ojos. Si piensas: «Mis muslos son gruesos», en lugar de eso podrías concentrarte en tu pequeña cintura o en la firmeza de tus nalgas.

Dicho de otro modo, es necesario que empieces a concentrarte de manera selectiva en tus aspectos positivos a través de afirmaciones sobre tu persona. Con el tiempo, después de hacer esto continuamente, el proverbial vaso medio vacío se convertirá en un vaso medio lleno.

En la ficha que aparece a continuación, haz una lista de las valoraciones personales positivas que utilizarás para contrarrestar las valoraciones personales negativas. Recuerda, tus afirmaciones personales positivas las utilizarás para reemplazar afirmaciones personales negativas, por lo que ambas deben estar relacionadas temáticamente.

Desarrollar valoraciones personales positivas

Valoración personal negativa	Valoración personal positiva
Ejemplo:	
«No soy atractiva»	«Mi cabello es bonito»
1._____	1._____
2._____	2._____
3._____	3._____
4._____	4._____
5._____	5._____

A algunas personas les resulta difícil refutar las valoraciones personales negativas que son ciertas, como por ejemplo, en el caso de tener sobrepeso. No obstante, aunque tu valoración negativa sea verdadera, repetírtelo mentalmente no te va a servir para ningún propósito constructivo. Decirte cosas negativas hará que te sientas mal, te llevará a comer en exceso, y finalmente, a sentirte todavía peor que antes.

Si tienes algunos aspectos negativos en ti que deseas cambiar, puedes abordarlos marcándote objetivos personales; hablaremos de esto más adelante. Criticarte repetidamente no te ayudará a cambiar, sólo te conducirá a la desesperación y a la infelicidad. (Por otra parte, si al rellenar el modelo has descubierto que determinadas personas, situaciones o actividades aparecen siempre que haces tus valoraciones personales negativas, deberías tenerlo en cuenta a la hora de desarrollar tus objetivos personales.)

Pero para aprender a reemplazar las valoraciones personales negativas por las valoraciones personales positivas se precisa práctica y persistencia. No has desarrollado este modo de pensar (negativo) de la noche a la mañana y no desaparecerá de repente.

Las valoraciones personales positivas son una manera de cuidar de ti mismo y de expresar amor hacia tu propia persona. De la misma manera que haces cosas para cuidar tu salud física —cepillarte los dientes, tomar vitaminas, chequeos médicos de rutina—, es necesario que desarrolles una escrupulosidad similar respecto a tu salud mental. Ser amable contigo mismo, mediante la conversación interior que mantienes, es una manera de hacerlo.

AÑADIR PLACER A LA VIDA

Una de las cosas que nos ayudan a seguir adelante en la vida diaria es la recompensa que recibimos de la relación con las personas y de la participación en actividades y acontecimientos gratos.

Por desgracia, cuando la gente se siente desanimada tiende a disminuir su interacción con los demás, a reducir sus actividades y a aislarse, hasta cierto punto, del mundo que la rodea. Y al reducir su relación con el entorno, merma el placer y las recompensas que recibe, y en consecuencia, se deprime todavía más.

Las personas felices, enérgicas y realizadas tienen un papel activo en su entorno y obtienen placer del mundo que las rodea. Siempre que es posible incorporan actividades placenteras a su vida diaria, en lugar de esperar a que llegue una ocasión especial que las recompense. Se valoran como seres humanos dignos que merecen sentirse bien.

Un modo de obtener placer y sentirse bien con uno mismo es mediante la socialización con otras personas. Ya sea a través de una conversación telefónica, de la comida con los compañeros de trabajo o del café que nos tomamos en casa de un vecino, como seres humanos necesitamos la compañía de otras personas; estas pequeñas interacciones diarias nos benefician enormemente.

Con frecuencia, las personas con tendencia a deprimirse no tienen suficiente contacto social en su vida diaria. Y esto es así por varias razones. En primer lugar, los individuos con problemas de humor a menudo se tienen en poca estima, y por lo tanto, piensan que no agradarán a los demás. Entonces, a fin de evitar la crítica potencial y el rechazo, limitan su contacto con los demás.

Otra razón por la cual algunos vigorizadores no se relacionan lo suficiente es porque se sienten aletargados. Como sabes, el cansancio es un síntoma común de la depresión, capaz de interferir seriamente en el nivel de actividad.

Además, algunos vigorizadores sienten que las actividades sociales no «merecen su esfuerzo», es decir, anticipan que su participación en la actividad no les proporcionará el menor placer. Este tipo de visión negativa y pesimista es muy propia de los individuos propensos a la depresión.

Jane, una divorciada de 33 años que trabajaba de contable, evitaba las actividades sociales por todas estas razones. Durante la semana, en lugar de salir a comer con sus compañeros de trabajo, se quedaba sola en su despacho. Racionalizaba su comportamiento diciéndose a sí misma que era mejor no intimar demasiado con las personas con las que trabajaba. Sin embargo, lo cierto es que Jane tenía miedo de no gustar a sus compañeros si llegaban a conocerla en profundidad.

Después del trabajo, y los fines de semana, se quejaba de que estaba demasiado cansada para participar en las actividades que la comunidad organizaba para la gente soltera. De todos modos, ir a alguna hubiera sido una pérdida de tiempo porque era muy poco probable que conociese a «nadie decente» allí.

El escaso contacto social de Jane era, a la vez, causa y consecuencia de su depresión. Evitaba estar con otras personas por su baja autoestima, por cansancio y por pesimismo. Lamentablemente, al rechazar las actividades sociales, limitaba la cantidad de placer que recibía y continuaba deprimida, lo que se traducía, en su tipología como vigorizadora, en buscar consuelo en la comida.

A fin de hacerte una idea más clara de hasta qué punto incluyes actividades sociales placenteras en tu vida diaria, lleva un registro detallado de ellas durante un mínimo de una semana; utiliza el modelo «Actividades sociales diarias» de la página siguiente.

Completa el registro durante siete días como mínimo y después observa la información que contiene. ¿Te parece que hay algunos momentos o días de la semana en los que desatiendes el contacto con los demás? ¿Limitas tus contactos sociales al teléfono, Internet o algún otro tipo de comunicación indirecta «segura»? ¿Restringes tus interacciones sociales a una o unas pocas personas escogidas? ¿Existe algún tipo de actividad social concreta que obtenga de largo una puntuación más alta de placer?

Ahora, después de analizar la información que has registrado, deberías ser capaz de determinar cuál es la mejor manera de aumentar el contacto social placentero. Por ejemplo, quizá descubras que te sientes de maravilla cada vez que hablas por teléfono con tu amiga Sue. Pero, por desgracia, sólo lo puedes hacer los fines de semana debido a tu horario laboral y al coste de las llamadas. Ahora bien, quizá podáis añadir una corta llamada adicional entre semana, digamos alrededor de las 23 horas, justo antes de acostaros, cuando las tarifas telefónicas son más bajas y las dos disponéis de unos minutos libres.

Otro ejemplo: Tu registro puede revelar que realmente te lo pasas bien cuando estás con las otras madres que acompañan a sus hijos a la clase semanal de «Mamá y yo». Entonces, ¿por qué no organizar otro momento durante la semana en el que todas vosotras (con o sin los niños) os podáis reunir? Tal vez podáis destinar una mañana a la semana y reuniros por turno una vez en casa de cada una.

Actividades sociales diarias

Fecha	Actividad	Duración (minutos)	Puntuación de placer (0-8; 0=nada, 8=máximo)

_____

_____

_____

_____

_____

Pero, ¿qué ocurrirá si descubres que en realidad no tienes mucho que anotar en la ficha, ya que tu vida diaria excluye en gran medida la relación social con los demás? Si éste es tu caso, entonces ha llegado el momento de empezar a añadir actividades sociales a tu vida, para pasar más tiempo con personas distintas y probar diferentes tipos de acontecimientos sociales.

¿Existe algún club de salud o alguna academia de aeróbic a la que puedas apuntarte para hacer ejercicio y conocer a gente nueva? ¿Hay alguien en el trabajo con quien podrías salir a comer y llegarle a conocer mejor? ¿Tienes alguna vieja amistad que has descuidado pero que todavía podrías recuperar? ¿Existe algún grupo de apoyo en tu comunidad que te permitiría reunirte con otras personas que se enfrentan a pruebas similares (depresión, familias monoparentales, enfermedades, etc.)?

Pero aparte de pasar el tiempo con otras personas, existen muchas actividades placenteras más. Las aficiones y los intereses especiales, e incluso el compromiso con el trabajo, puede aportar grandes satisfacciones y alegrías. El trabajo bien hecho, ya sea asistir a un curso para adultos, jugar al tenis o realizar tareas voluntarias en el hospital local, aumenta tu sensación de competencia y valor personal.

Tom, un artista gráfico de 39 años, descubrió que a medida que su carrera progresaba, dedicaba menos tiempo a sus aficiones e intereses. Sus días se parecían cada vez más y se quejaba de que se aburría y se sentía apático con bastante frecuencia. Y para aliviar su aburrimiento, lo que hacía normalmente era comer en exceso.

Tom recordaba que hacía años solía practicar varios deportes: baloncesto, tenis y golf. La vida físicamente activa le resultaba muy grata; le proporcionaba un tiempo «con los chicos», se libraba de su tensión y le aportaba una sensación de logro. También solía consagrar bastante tiempo a su afición, la fotografía, pero de algún modo, eso también se le había escapado.

Cuando recuperó sus aficiones e intereses, experimentó una profunda transformación en su humor. Ya no se sentía aburrido y estaba lleno de energía y entusiasmo. Hacía de nuevo las cosas que adoraba, y en consecuencia, se sentía de maravilla. Su tendencia a comer en exceso, que había estado inducida por el aburrimiento, desapareció y volvió a su peso ideal.

¿Existen cosas que solías disfrutar cuando las hacías pero que ahora ya no haces? Cuando eras más joven y tu vida era menos agitada, ¿qué tipo de aficiones e intereses te aportaban placer? ¿Cabe la posibilidad, como hizo Tom, de que vuelvas a introducir algunos de ellos en tu vida?

Quizá todavía no hayas explorado totalmente tus intereses potenciales. Muchas personas llegan a estar tan absorbidas en sus actividades diarias —trabajo, llevar la casa, recados, atender a los niños— que ni siquiera tienen tiempo de pensar en lo que podría interesarles. Si eres una persona vigorizadora, es de suma importancia que empieces a prestar más atención a tu propia felicidad personal mediante el enriquecimiento de tu vida con aficiones e intereses.

Algunos vigorizadores con los que he trabajado dicen que no tienen aficiones porque no hay nada que les resulte particularmente interesante. No obstante, una exploración más profunda suele demostrar que estas personas ni siquiera han probado a tener alguna para ver si les podría resultar divertida. A veces no sabemos que algo nos gusta hasta que no lo probamos.

Si eres una de esas personas a las que les cuesta identificar lo que les resulta divertido, es necesario que «pruebes el agua», es decir, distintas clases de actividades. Toma unas pocas lecciones de golf, apúntate a un curso de pintura, aprende a utilizar un ordenador. En otras palabras, aventúrate, y quizás encuentres algo nuevo que añada placer e interés a tu vida.

El tiempo personal, privado, también es capaz de generar placer. Leerse un buen libro, tomar un baño caliente, dar una vuelta en coche o un largo paseo, son placeres pequeños pero significativos que nos podemos ofrecer para aumentar nuestro «cociente de placer» diario. Me gusta referirme a las actividades de este tipo como a los «mimos personales». Es una de las mejores maneras que tienes de demostrarte que cuidas de ti mismo.

Aunque tu vida sea increíblemente agitada, deberías ser capaz de hacer cada día algo especial por ti mismo aunque sólo sea durante unos pocos minutos. Si adviertes algún tipo de resistencia frente a esta idea, lo más probable es que tu reluctancia esté causada por una baja autoestima. Dado que hacer algo agradable por uno mismo implica que *se es digno de ello*, esta conducta entrará en conflicto con la visión negativa que tienes de ti.

Para llevar a cabo cambios perdurables en el concepto que tienes de ti mismo, debes actuar «como si», aunque al principio puedas no creértelo realmente. En otras palabras, si te tratas «como si» fueses digno, con el tiempo llegarás a verte bajo una luz mucho más positiva.

La lista de mimos personales te hará pensar en las pequeñas cosas que puedes hacer cada día por ti mismo para sentirte bien. Enumera al menos cinco actividades que te gustaría realizar junto a la cantidad de tiempo que te llevará hacerlas. (Saber cuánto tiempo te ocupa cada actividad te ayuda a planificar en qué momento las incorporarás a tu vida diaria.) Por razones obvias no incluyas comer como una actividad para proporcionarte mimos.

Incrementar las actividades placenteras —ya sean sociales, de trabajo o relacionadas con las aficiones o con el tiempo personal para proporcionarte mimos— disminuirá la depresión, y por consiguiente, la sobrealimentación que se deriva de ella. Si eres un vigorizador, debes incorporar actividades placenteras a tu vida diaria, aunque para hacerlo necesites planificarlas con la ayuda de una agenda o un calendario.

Lista de mimos personales

Actividad	Duración
Ejemplo:	
Baño de espuma	15-20 minutos
1.	
2.	
3.	
4.	
5.	

No olvides que el objetivo, en este caso, es aumentar las interacciones y actividades placenteras, no las que *crees* que deberías hacer pero de las que en realidad no disfrutas (por ejemplo, pasar más tiempo con un familiar que no te gusta o aprender a hacer algo que te parece importante pero que no te apetece hacer). Nos ocuparemos de este tipo de actividades cuando trabajemos los objetivos personales.

También es importante que reconozcas que lo que para ti es placentero no tiene por qué serlo para otro. Por ejemplo, quizás a ti te encante ir a mirar escaparates a las galerías comerciales, y a tu cónyuge pueda parecerle una verdadera tortura. Y al contrario, que tu cónyuge sea un adicto al golf, y a ti este juego te resulte increíblemente aburrido.

En resumen, en lo relativo a las actividades placenteras no existen elecciones buenas o malas. Las interacciones o los acontecimientos que te hagan sentir bien (y que, por supuesto, no sean perjudiciales) combatirán la depresión y la sobrealimentación que origina.

OBJETIVOS PERSONALES

¿Eres la persona que quieres ser? ¿Existen aspectos de ti mismo o de tu vida que podrías mejorar?

Casi todos nosotros podríamos responder no a la primera pregunta y sí a la segunda. No creo que exista nadie que no sienta que podría beneficiarse de algún cambio en algún aspecto de su vida.

Pero aunque ver aspectos en nosotros que podrían beneficiarse de un cambio sea algo normal, los vigorizadores tienden a ser especialmente duros consigo mismos. Muchas de las críticas que se hacen son injustificadas y, más que conductas que deban ser cambiadas, reflejan pensamientos y actitudes que habría que modificar. Pero lo que cuesta más es distinguir entre las dos. Si bien la crítica constructiva puede conducir al cambio positivo, la valoración personal negativa es inútil y sólo contribuye a crear depresión.

Antes ya hemos hablado de las creencias inútiles y las valoraciones personales negativas. Pues bien, éstas son las cosas que te dices a ti mismo y que resultan poco provechosas (y normalmente no son ciertas); además de que sólo sirven para hacerte sentir mal contigo mismo.

Por el contrario, los objetivos personales son aspectos genuinos de tu personalidad o de tu estilo de vida diario que, en tu opinión, podrían y deberían ser cambiados. Cuando establezcas estos cambios, tu nivel de felicidad aumentará y tu vida te resultará más satisfactoria.

Determinar y después alcanzar objetivos realistas nos proporciona una sensación de competencia y de control sobre nuestro mundo. En general, los vigorizadores suelen mostrarse reacios a fijarse objetivos personales, o si lo hacen, los objetivos son tan poco realistas que acaban convirtiéndose en un motivo para criticarse a sí mismos. En primer lugar, el miedo al fracaso les inhibe de intentarlo. Este tipo de conducta elusiva aún reafirma más la visión de incompetencia o falta de mérito que la persona vigorizadora tiene de sí misma.

Sugerir objetivos personales no es una licencia para autocriticarte. Lo que se pretende con ello no es que elabores una larga lista de lo «censurable» que hay en ti, sino qe te propongas unos pocos objetivos realistas y saludables que incrementen la satisfacción o el sentido de tu vida.

¿Cómo vas a decidir qué objetivos quieres perseguir? Muchas personas se centran en áreas determinadas que les resultan útiles: relaciones con los demás, trabajo (dentro o fuera de casa), recreaciones personales incluyendo las aficiones, hábitos (p. ej., dejar de fumar, hacer ejercicio con regularidad, ordenar los armarios, etc.), y desarrollo de destrezas (p. ej., aprender a ser más autoafirmativo, o a utilizar Internet, etc.).

Consideremos en primer lugar tus relaciones. ¿Te sientes satisfecho en tu matrimonio (o en tu relación de pareja)? Si no tienes pareja, ¿existen caminos que puedas explorar a fin de encontrar a esa persona especial? ¿Qué hay de tus amistades? ¿Tienes conocidos que te gustaría que se convirtiesen en amigos? ¿Te sientes complacido con la calidad de tus relaciones con otros miembros de la familia o con tus hijos?

Si estás trabajando, ¿te satisface lo que haces? ¿Hay algo que podrías cambiar para mejorar tu capacidad laboral y tu potencial en este aspecto? Si no trabajas fuera de casa, ¿te gustaría hacerlo? Si hace muchos años que trabajas, ¿te gustaría empezar a planear la jubilación? ¿Te sientes satisfecho con el modo en que manejas tus finanzas y tus ahorros?

En cuanto a las actividades lúdicas, ¿tienes alguna afición o interés que quisieras reactivar? ¿Algunos hábitos perjudiciales que te gustaría cambiar (aparte del de comer en exceso)? ¿Algunos nuevos hábitos saludables que te gustaría incorporar a tu vida? ¿Algo nuevo que quieras aprender sólo por el desafío que representa?

Toma una hoja de papel y anota cinco objetivos personales que te gustaría perseguir.

Los objetivos personales pueden abarcar desde los pequeños logros, como el de decidir que vas a empezar a tomar vitaminas de forma regular, hasta las cuestiones importantes, como volver a estudiar para sacarte un título. Independientemente de la envergadura del objetivo, para alcanzarlo con éxito lo mejor es que lo dividas en pequeñas secciones.

¿Te acuerdas de que cuando ibas al colegio te enseñaban a hacer un esquema antes de empezar un trabajo? Era un buen consejo, y no sólo para los trabajos o las redacciones. Siempre te resultará más fácil y tendrás más posibilidades de alcanzar cualquier objetivo que emprendas si lo divides por etapas.

Por ejemplo, yo misma para escribir este libro no sólo lo dividí en capítulos, sino que cada capítulo lo dividí en múltiples secciones. Así cuando me ponía a la tarea sólo me tenía que sumergir en una sección y no en todo el capítulo (o todo el libro). De este modo, una tarea potencialmente abrumadora (y créeme, escribir un libro puede resultar una tarea abrumadora) se convierte en algo manejable.

Escoge uno de los cinco objetivos que has escrito sobre el papel y divídelo en varias etapas, utilizando el modelo que viene a continuación. No olvides que, por lo general, los objetivos más complejos requieren más pasos.

Alcanzar tu objetivo

Pasos:

1._____

2._____

3._____

4._____

5._____

A medida que superes cada uno de los pasos, es importante que te recompenses por haberlo conseguido. Recuerda, el refuerzo es una poderosa herramienta que es posible utilizar a fin de mantener tu nivel de motivación. ¡Asegúrate de que nunca utilizarás la comida como una recompensa!

Adoptando una nueva pauta para fijar y alcanzar tus objetivos personales, aumentarás tu autoestima. Te sentirás decaído con menos frecuencia, y como resultado, tu tendencia a alimentarte en exceso también se reducirá. Dado que los vigorizadores se sobrealimentan cuando se sienten mal, ¡la mejor defensa es sentirse bien! Y esto es exactamente lo que se consigue al alcanzar los objetivos.

OTRAS COSAS QUE DEBERÍAS SABER

Cafeína y tabaco

¡Los vigorizadores adoran sus estimulantes! Tanto la nicotina como la cafeína son drogas estimulantes que aumentan la actividad del sistema nervioso autónomo. Incrementan el ritmo cardíaco y la presión arterial y te proporcionan la corriente de «adrenalina» que crees necesaria para ponerte en marcha.

Por desgracia, y seré muy sincera contigo, a los vigorizadores suele resultarles bastante difícil dejar la cafeína o el tabaco por las propiedades estimulantes que les proporcionan.

Pero claro, ambas sustancias son peligrosas para la salud. Y aún más, al depender de ellas reduces la posibilidad de aprender nuevos métodos psicológicos que te ayuden a controlar tu estado de ánimo. ¿Por qué dedicar tu tiempo a aprender estas técnicas cuando puedes beberte tres cafés o fumarte dos cigarrillos y conseguir la mejora de ánimo que persigues?

Si sigues dependiendo de medios artificiales para estimularte, no te sentirás incentivado para aprender a dominar las destrezas necesarias que te ayudarán a vencer tus excesos con la comida relacionados con la depresión. Por lo tanto, a fin de superar realmente tu problema de humor debes renunciar a esas «muletas» y aprender a «andar» solo.

Algunos vigorizadores experimentan problemas con su estado de ánimo que mejorarían con un tratamiento prescrito por un médico para aliviar la depresión. Estos individuos deberían considerar los medicamentos antidepresivos algo necesario que no se puede comparar con el uso de otras sustancias de libre adquisición, como la cafeína y el tabaco, que enmascaran el problema en lugar de resolverlo.

Muchas personas, en particular las que tienen sobrepeso, se preocupan porque piensan que si dejan de fumar, engordarán. Aunque las investigaciones corroboran que el hecho de dejar de fumar ralentiza el metabolismo (recuerda, la nicotina es una droga estimulante que aumenta el «ritmo» de tus funciones corporales), puede superarse incrementando el nivel de actividad física.

La otra razón por la que en ocasiones la gente gana peso cuando deja de fumar es porque sustituye un hábito oral por otro, es decir: empieza a comer más. Sin embargo, si eres un vigorizador y sigues este programa, esto no debería significar un problema para ti. Dado que lo que dispara tu sobrealimentación es tu estado de ánimo y que ahora has desarrollado métodos psicológicos para tratar este problema, comer ya no será tu respuesta a lo que te causa aflicción.

Alcohol

El alcohol puede convertirse en un problema para los vigorizadores. Aunque en realidad es una droga depresora (el efecto del alcohol en el cuerpo es similar al de los barbitúricos y otro tipo de depresores del sistema nervioso central), a menudo es utilizado por la gente que tiene problemas de estado de ánimo como de un tipo de automedicación.

Y aunque las bebidas alcohólicas elevan inicialmente el estado de ánimo, el resultado final está lejos de ser positivo. Si tomas esta droga depresora, acabarás sintiéndote aún peor que antes. Además, usar esta sustancia te dificultará el aprendizaje de las destrezas psicológicas que necesitas para resolver de forma permanente tu problema de estado de ánimo y controlar tu alimentación.

Si eres un vigorizador debes dejar las bebidas alcohólicas. Para aprender de verdad a ser feliz libérate de la falsa sensación de bienestar temporal que el alcohol proporciona. A fin de dominar los pensamientos destructivos y las conductas que alimentan tu bajo estado de ánimo, enfréntate a lo que no está bien en lugar de enmascararlo con el alcohol.

En el caso de que tengas un problema serio con el abuso o la dependencia del alcohol, hay muchas asociaciones que pueden ayudarte. Por nombrar una, Alcohólicos Anónimos ha sido, literalmente, la salvación para muchos vigorizadores que tenían problemas con el alcohol.

Nivel de azúcar en la sangre, depresión y sobrealimentación

Cuando el nivel de azúcar en la sangre baja, puedes sentirte cansado, irritable o decaído. Este tipo de reacción es común siempre que el cuerpo experimenta una bajada de azúcar en la sangre. Pero, por desgracia, para los vigorizadores estos son los síntomas que les llevan a sobrealimentarse. Por esta razón, necesitan asegurarse de que mantienen estable su nivel de azúcar en la sangre, y la mejor manera de conseguirlo es tomando tres comidas al día, convenientemente espaciadas, o todavía mejor, de cuatro a seis comidas, más reducidas.

SPM y perfil vigorizador

Muchas mujeres experimentan síntomas de SPM [síndrome premenstrual] antes de sus periodos. En algunas ocasiones estos síntomas incluyen cansancio o un humor depresivo. Si eres una vigorizadora y te sientes cansada o deprimida antes de la menstruación, corres el peligro de empezar a comer en exceso justo antes del periodo. En esos días será especialmente importante que utilices tus nuevas destrezas.

Hidratos de carbono y conexión con la serotonina

Recientemente, los medios de comunicación han prestado mucha atención a la relación entre determinados tipos de alimentos y sus efectos en la química cerebral. Para los vigorizadores el papel de los hidratos de carbono complejos en el bloqueo de la reabsorción de serotonina resulta particularmente relevante.

La serotonina es un neurotransmisor que se encuentra en el cerebro y al que se relaciona con la sensación de bienestar. Se cree que muchos de los medicamentos antidepresivos actuales que se han hecho tan populares (p. ej., Prozac, Zoloft, Paxil) funcionan bloqueando precisamente la reabsorción (utilización) de la serotonina y permitiendo, esencialmente, que el cerebro disponga de una mayor cantidad de esta sustancia.

Si bien los alimentos ricos en hidratos de carbono pueden aumentar los niveles de serotonina, también pueden hacerte sentir algo sedado o adormecido. Si eres un vigorizador con tendencia a sentirse cansado la mayor parte del tiempo, los hidratos de carbono tal vez no sean la mejor alternativa para ti. Por el contrario, si lo que te pasa es que sueles estar «decaído», pero no demasiado fatigado, aumentar el consumo de hidratos de carbono puede ayudarte a mejorar tu estado de ánimo.

Además, al hipérico (o hierba de San Juan) también se le atribuye la capacidad de aliviar los síntomas de la depresión porque incrementa el nivel de serotonina en el cerebro. Las investigaciones realizadas en Europa confirman la eficacia de esta hierba para tratar los estados depresivos; no obstante, la FDA (Dirección de Alimentos y Medicinas de Estados Unidos) no ha reconocido todavía que el hipérico tenga dichas propiedades. Actualmente en los Estados Unidos se llevan a cabo estudios clínicos en este sentido.

UNA VEZ COMPLETADO EL PROGRAMA

Como vigorizador has utilizado la comida para aliviar los síntomas de tu problema de humor durante mucho tiempo. Una estrategia que no sólo ha resultado ineficaz sino que te ha hecho ganar peso.

Has aprendido nuevas y diversas técnicas basadas en cambiar tus pensamientos y tu conducta para manejar tu problema con tu estado de ánimo. Tras unas cuatro semanas, aproximadamente, deberías notar un cambio en tu humor: sentirte menos triste, aburrido o cansado que antes. A medida que tu estado de ánimo mejore, comerás menos. Y si continúas aplicando estas técnicas, descubrirás que cada vez te sientes mejor y que tu necesidad de alimentarte en exceso desaparecerá casi por completo.

Librarse de los problemas de humor es un proceso. Por lo tanto, es necesario que continúes utilizando regularmente las estrategias que has aprendido en este capítulo no sólo unos pocos meses, sino para siempre.

En principio, esto puede parecerte algo más de lo pactado, pero en realidad, utilizar los procedimientos de autoayuda que he descrito en este capítulo es algo agradable, y nada doloroso. Cuando te desprendas de los pensamientos contraproducentes y de las creencias destructivas y emprendas actividades que fomenten un sentido positivo del yo, te sentirás muy bien.

Créeme, yo lo sé muy bien. Antes de obtener el control sobre mi peso, intenté buscar la felicidad en la comida. Siempre que me sentía deprimida (cosa que, por desgracia, me ocurrió con bastante frecuencia en mi juventud) me consolaba con algo sabroso. Evidentemente, después me sentía incluso peor que antes por haber «fracasado» una vez más, algo que me proporcionaba más combustible para mi ya baja autoestima, y que me hacía sentir más deprimida y volver a comer.

Pues bien, utilizando estos mismos métodos psicológicos que he resumido para ti, fui capaz de liberarme de mi problema de humor. Y una vez que lo conseguí ya no volví a emplear la comida para animarme porque empecé a hacerlo por mí misma. En definitiva, perdí peso y, lo que aún es más importante, no lo recuperé.

Y esto es lo que te sucederá a ti. Además, los métodos que has aprendido para combatir la depresión te ayudarán en todas las facetas de tu vida, y no sólo en la del control del peso. Por supuesto, perder peso y no recuperarlo te aportará también un nuevo sentimiento de orgullo y de respeto hacia ti mismo. Te convertirás en la persona que tienes derecho a ser: ¡delgada, feliz y llena de energía!

7

El tipo combinado

Cuando vi a Terry por primera vez pesaba veinte kilos de más. Al principio, me aseguró que desconocía las razones por las que comía en exceso. Sin embargo, tras examinar los hechos, se puso de manifiesto que utilizaba la comida para abordar dos tipos distintos de emociones negativas.

Si se sentía inquieto o muy nervioso, comía. Y cuando estaba tenso, ya fuese porque se encontrara bajo la presión de acabar a tiempo un trabajo o porque intentara poner fin a una pelea entre sus dos hijos en casa, se dirigía invariablemente a la nevera.

Además, cuando estaba triste o deprimido también le daba por comer. Infeliz en el trabajo y divorciado, utilizaba regularmente la comida para intentar mejorar su estado de ánimo y sentirse mejor.

En el caso de Terry, ambos sentimientos, la ansiedad y la depresión, accionaban su necesidad de alimentarse en exceso. Su sobrealimentación era de tipo combinado.

Después de rellenar el cuestionario del perfil de alimentación del capítulo 1, lo más probable es que hayas descubierto que tienes más de un perfil de alimentación, o, al menos, que tienes algunas de las características de dos o más perfiles.

Al igual que Terry, la mayoría de las personas que comen en exceso son de tipo combinado, es decir, tienen características de más de un perfil de alimentación, lo que hace que distintas situaciones accionen en ellos diferentes razones para comer en exceso. Mientras que en determinadas situaciones la toma excesiva de alimentos está causada por un factor psicológico concreto, en otras opera un mecanismo completamente diferente. En el caso de Terry, los sentimientos de tristeza y de tensión que experimentaba en ocasiones muy distintas, accionaban su necesidad de comer en exceso.

Pero aparte de tener más de un factor psicológico que nos conduzca a sobrealimentarnos, también puede suceder que, en diferentes periodos de nuestra vida, las causas de nuestra necesidad de comer en exceso varíen.

A principios de los años setenta, cuando empecé a aplicar el procedimiento psicológico a mi propio problema de peso, las dos causas principales de mi sobrealimentación eran, por un lado, la conducta de alimentación (la alimentación rápida, impulsiva y distraída característica del comedor impulsivo) y , por otro, la utilización de la comida para reducir la tensión (característica predominante del reductor de estrés).

Pero aunque entonces fui capaz de abordar con éxito estos problemas y mantenerlos bajo control, unos cuantos años más tarde descubrí que mi necesidad de alimentarme en exceso volvía a aparecer solapadamente, pero esta vez por motivos distintos. Me comportaba como el hedonista (que utiliza la comida por placer y para entretenerse) y el vigorizador (que lo hace para mejorar su estado de ánimo). Como verás, dos de las combinaciones de perfiles de alimentación más comunes en la gente con sobrepeso son la del reductor de estrés y el comedor impulsivo y la del vigorizador y hedonista. Afortunadamente, también tuve éxito a la hora de aplicar las técnicas psicológicas para estos dos perfiles de alimentación.

He mantenido mi peso bajo control durante más de veintidós años, y eso me ha permitido descubrir que debía prestar atención a mi alimentación y que necesitaba ser flexible en mi planteamiento. Con los años, he puesto en práctica los métodos de tratamiento que se correspondían a cualesquiera de los factores que me llevaban a comer en exceso en ese momento.

En resumen, las razones por las que te sobrealimentas no son estáticas. Es posible que varíen según las situaciones y que cambien con el tiempo. Por lo tanto, necesitas estar preparado para utilizar diferentes procedimientos de tratamiento que se correspondan a todos los factores que te hacen comer en exceso en un determinado momento.

CAUSAS PRINCIPALES Y SECUNDARIAS DE LA SOBREALIMENTACIÓN

Aunque la sobrealimentación de la mayoría de las personas con sobrepeso tiene más de una causa, no todas las causas tienen la misma importancia.

Una de ellas es la principal y la otra la secundaria. Las causas principales contienen las razones fundamentales o más potentes por las que te sobrealimentas. Las secundarias, por su parte, son factores que influyen en tu alimentación, pero no como las principales.

En ocasiones, las causas secundarias se derivan directamente de las principales. Cuando esto ocurre, la causa es secundaria desde el punto de vista de su relación con la causa principal, pero no necesariamente en cuanto a su grado de impacto en tu alimentación (la causa secundaria es capaz de ejercer una poderosa influencia en tu alimentación).

Para ver un ejemplo de esto que acabo de decir, examinemos el caso de Alicia, que utilizaba la comida para mejorar su estado de ánimo cuando se sentía deprimida, como es propio de los vigorizadores, y que también consumía lentamente y con fruición alimentos altamente calóricos para complacerse, como el comedor hedonista, cuando estaba triste.

Pero dado que la alimentación hedonista de Alicia era selectiva, es decir, sólo comía así cuando estaba deprimida, no era una hedonista «pura». Además, su conducta hedonista se derivaba directamente de su problema de humor, por lo que se podía calificar de causa secundaria provocada por su perfil vigorizador.

En ocasiones, las causas secundarias de la sobrealimentación desaparecen al tratar las causas principales. Por ejemplo, si Alicia hubiera controlado con éxito su problema de humor mediante el programa de tratamiento para los vigorizadores del capítulo 6, también hubiera podido desaparecer, sin ser tratada directamente, su alimentación hedonista. Y puesto que su manera de alimentarse para obtener placer emanaba directamente de su problema de humor, anular esta causa podría haber eliminado al mismo tiempo el hedonismo.

Aunque hay ocasiones en las que no es preciso tratar la causa secundaria, a menudo es necesario abordar ambos problemas por separado. Esto se debe a que cuando se trata la causa principal no siempre se produce un cambio en la causa secundaria, bien porque la causa principal no se ha eliminado del todo, o bien porque la causa secundaria ha tomado vida propia, independiente, relativamente, de la que la ha originado.

(Un inciso: este es el mismo criterio que se aplica al tratamiento de la coexistencia de depresión clínica y abuso del alcohol. En estos casos, una persona deprimida utiliza inicialmente el alcohol como de una automedicación, pero, al final, beber se convierte en un problema en y por sí mismo. Llegados a este punto, eliminar la causa original del problema con la bebida —la depresión— no será efectivo. El problema con el alcohol debe abordarse por separado.)

TIPOS DE COMBINACIONES MÁS COMUNES

Si tu perfil es de tipo combinado, probablemente necesitarás aprender y dominar las técnicas de dos o más programas de tratamiento. Pero aunque esto supone mucho trabajo, la recompensa está evidentemente ahí. Cuando elimines todos los factores que originan tu sobrealimentación, seguro que controlarás tu problema de peso para siempre.

Si necesitas utilizar más de un programa de tratamiento, no inicies dos (o más) a la vez. Empieza primero con uno, y después, cuando ya te sientas bastante cómodo con sus procedimientos y técnicas, pasa al siguiente. Y si te embarcas en un nuevo programa, asegúrate de continuar practicando las destrezas que aprendiste previamente y no sólo las que trabajas ahora.

¿Qué programa debes hacer primero? Si tienes un perfil de alimentación principal —una única causa de sobrealimentación que es la más pronunciada— te recomiendo que, en primer lugar, trabajes en el programa de tratamiento de ese perfil antes de abordar los programas para los perfiles secundarios. Si muestras dos o más perfiles principales, cada uno más o menos igual de importante, entonces empieza por el programa que más te motive o el que más te interese seguir.

Aunque, en teoría, existen una miríada de tipos de combinaciones posibles (obtenidas de formar todas las posibles permutaciones de los cinco perfiles de alimentación), cuatro de ellas son particularmente comunes entre la gente con sobrepeso: el reductor de estrés y comedor impulsivo, el vigorizador y hedonista, el reductor de estrés y vigorizador, y el reductor de estrés y evasivo.

El reductor de estrés y comedor impulsivo. La gente con este tipo de combinación come de forma rápida, impulsiva y distraída cuando se enfrenta al estrés.

El vigorizador y hedonista. La gente con este tipo de combinación consume alimentos altos en calorías para obtener placer cuando se siente deprimida o aburrida.

El reductor de estrés y vigorizador. La gente con este tipo de combinación se sobrealimenta cuando se siente ansiosa o deprimida.

El reductor de estrés y evasivo. La gente con este tipo de perfil combinado aumenta su propio nivel de ansiedad al evitar enfrentarse a sus problemas, y después, intenta reducir la tensión con la comida.

Examinemos con mayor detenimiento cada uno de los perfiles combinados más comunes.

EL TIPO DE COMBINACIÓN
REDUCTOR DE ESTRÉS - COMEDOR IMPULSIVO

Raymond es un comedor impulsivo ansioso. Cuando se halla en una situación que le provoca estrés, come cualquier cosa apresuradamente, sin pensar, e intenta reducir su malestar con la comida. Ingiere los alimentos rápida y distraídamente, y en realidad, no disfruta de sus comidas. De hecho, cuando se siente así, poco importa lo que come. No lo hace porque tenga hambre o por placer, sino para desprenderse de su ansiedad y de su tensión lo más rápido posible.

Raymond difiere del comedor impulsivo «puro» en que no siempre come rápida y distraídamente. Sólo actúa de este modo frente al estrés o cuando está tenso. En su caso, el perfil de comedor impulsivo es la causa secundaria y el de reductor de estrés la principal; la conducta del comedor impulsivo emana directamente de la ansiedad.

Si eres como Raymond y muestras una conducta de alimentación impulsiva y poco atenta cuando estás nervioso o tenso, lo primero que debes hacer es abordar tu problema de ansiedad mediante el programa de tratamiento para el reductor de estrés.

Los métodos de reducción de la ansiedad del capítulo 4 son fundamentales para que aprendas otros medios, no relacionados con la comida, de manejar el estrés y reducir la tensión. El programa te enseñará a minimizar los efectos del estrés, lo que reducirá, en consecuencia, la sobrealimentación accionada por tu ansiedad.

El programa de tratamiento para el reductor de estrés, como quizá recuerdes, incluye técnicas que se centran en los sentimientos, los pensamientos y las conductas que provocan ansiedad. Las técnicas de relajación —relajación muscular profunda y respiración abdominal— te ayudarán a reducir los aspectos fisiológicos de la ansiedad, y los procedimientos relacionados con el pensamiento —afirmaciones sobre la propia valía y la detención del pensamiento— a reducir la preocupación y los pensamientos perturbadores que provocan ansiedad. Finalmente, los ejercicios de habituación te enseñarán a superar tus miedos y a eliminar la ansiedad que provocan.

Es posible que, a medida que la ansiedad disminuya, también lo haga tu alimentación impulsiva y distraída. Dado que esta alimentación impulsiva sólo tiene lugar cuando estás nervioso, «curar» tu ansiedad puede resolver el problema.

Pero quizá no sea éste el caso. Entonces, será preciso que abordes directamente tu alimentación impulsiva con las técnicas de tratamiento para el comedor impulsivo. El programa te enseñará cómo cambiar tu conducta de alimentación para mejorarla.

Las técnicas del capítulo 2 se centran en cambiar el entorno de alimentación y tu forma de comer a fin de que desarrolles una manera más atenta e intencional de hacerlo. Si utilizas estos procedimientos, la forma de alimentarte rápida y precipitada que aparece cuando estás tenso desaparecerá. Por otra parte, esta nueva forma de comer te ayudará a enfrentarte a tu ansiedad directamente y a practicar las técnicas para eliminar la ansiedad en lugar de ponerte a comer.

Aunque estas técnicas para reducir la ansiedad te aportarán una ayuda inmensa, todavía atravesarás momentos de grandes tensiones, fuera de tu control, que no responderán totalmente a tus mejores esfuerzos. Si pasas por un mal momento en el trabajo, tienes problemas familiares o con tus amigos, alguien próximo a ti está enfermo o se halla en cualquier otro tipo de dificultad seria, quizá descubras que las técnicas de reducción de ansiedad te ayudan pero que no eliminan por completo estos sentimientos. Durante estos periodos de estrés deberás ir con mucho cuidado para no comer atropelladamente ni de esa forma rápida y precipitada que, en tu caso, acompaña a la ansiedad.

Utilizar las técnicas de tratamiento para el reductor de estrés y el comedor impulsivo te asegurará el éxito, ya que, venciendo las dos causas de tu sobrealimentación, al final llegarás a ser quien quieres ser: ¡una persona delgada, ahora y para siempre!

EL TIPO DE COMBINACIÓN VIGORIZADOR-HEDONISTA

Desde que Laurie recordaba, había padecido episodios de depresión moderada. Y también, desde siempre, había utilizado la comida para subir su ánimo. Sus agasajos de comida, evidentemente con muchas calorías, estaban cuidadosamente planeados: si era necesario iba a donde fuera para conseguirlos o estaba todo el tiempo necesario en la cocina para preparárselos. Después, estas comidas especiales se las tomaba muy poco a poco, obteniendo de ellas un gran placer. Lamentablemente, llegó a depender hasta tal punto de estos obsequios que se convirtieron en la fuente principal de placer y de felicidad en su vida.

La gente como Laurie reúne las características del vigorizador y del hedonista. Utiliza alimentos altos en calorías (altos en grasas y azúcares) como fuente de placer para contrarrestar su problema de humor. Sin embargo, a diferencia del hedonista «puro», este tipo de combinación busca los alimentos hipercalóricos sólo cuando experimenta los sentimientos de tristeza, aburrimiento o cansancio característicos de la depresión. Pero como la alimentación hedonista emana de un problema de estado de ánimo, es secundaria con respecto al hecho de ser un vigorizador (el problema principal).

Si cuando te sientes triste, cansado o aburrido, te diriges a la comida alta en calorías, probablemente eres un vigorizador-hedonista; te irá bien utilizar en primer lugar el programa de tratamiento para el vigorizador.

En el capítulo 6 aprenderás a tratar tu problema de estado de ánimo. Comprobarás que eres capaz de mejorar tu humor (o aumentar tu energía o tu interés) cambiando de modo de pensar y de conducta. Cuando elimines las creencias inútiles y utilices las valoraciones personales positivas, además de incrementar las actividades placenteras y las orientadas a conseguir un objetivo, aumentarás tu autoestima.

Es muy posible que cuando mejore tu estado de ánimo ya no sientas la necesidad de tomar alimentos altos en calorías. Al fin y al cabo, si ya no estás desanimado, no hay razón para comer más con el fin de recobrar el ánimo.

Aun así, es probable que la necesidad de alimentarte para obtener placer no desaparezca del todo pese a que tu estado de ánimo mejore. En ese caso, necesitarás tratar directamente tu alimentación hedonista mediante el programa del capítulo 3.

El programa de tratamiento para el hedonista te enseña a utilizar las técnicas de sustitución de alimentos y del control de las porciones para reducir tu ingestión de comida altamente calórica. Aplícalas cuando te sientas desanimado (cansado o aburrido), que es cuando experimentas el impulso de consumir alimentos que engordan.

No me cabe la menor duda de que los procedimientos expuestos aquí para el vigorizador te proporcionarán un gran cambio en tu estado de ánimo. No obstante, en la vida siempre hay momentos en los que surgen imprevistos que provocan periodos de tristeza (como, por ejemplo, la pérdida de un ser querido). Si eres un vigorizador-hedonista, en el instante en que te suceda algo así, acudirás a tus «viejos amigos» —tus agasajos de comida especial— en busca de consuelo. En esos momentos, presta especial atención a las sugerencias para el hedonista a fin de evitar un aumento de peso. Además, abandonar tus «muletas de comida» puede ayudarte a afrontar y superar el acontecimiento o la situación triste.

Reduciendo tus fluctuaciones de humor y disminuyendo la ingestión de calorías cuando te sientas deprimido, llegarás a controlar tu alimentación y tu peso. Perderás peso, y lo que todavía es más importante, no lo recuperarás, porque habrás aprendido métodos nuevos y más saludables de manejar las dos causas de tu sobrealimentación.

EL TIPO DE COMBINACIÓN
REDUCTOR DE ESTRÉS - VIGORIZADOR

Kay come cuando se enfrenta a la ansiedad y a la depresión, y también cuando está estresada para relajarse. Si se siente deprimida, come para intentar recobrar el ánimo. Siempre trata sus sentimientos desagradables e incómodos, en un intento de aliviar ambas emociones negativas, con la ingestión de alimentos.

De algún modo, lo que está buscando es alcanzar un equilibrio emocional. Utiliza la comida para mantenerse equilibrada: para animarse cuando se siente decaída y para disminuir la tensión cuando está excitada.

Pero las dificultades con la tensión y la tristeza suelen aparecer juntas con bastante más frecuencia de lo que sería de esperar si sólo se tratase de una casualidad. Además, comer en exceso es algo que normalmente hace la gente que sufre tensiones y tristeza para intentar ayudarse. Es un tipo de automedicación, muy parecido a las drogas o el alcohol.

Por lo tanto, si adviertes que ante los sentimientos de tristeza o de ansiedad te pones a comer, lo más probable es que tengas este tipo de combinación. Para el reductor de estrés y vigorizador, ambos tipos de perfil de alimentación son primarios y producen unos efectos relativamente iguales, aunque independientes, en la alimentación.

Como reductor de estrés y vigorizador, debes aprender a tratar directa y constructivamente tus sentimientos ansiosos y depresivos en lugar de intentar eliminarlos o suprimirlos con la comida. Si desarrollas las destrezas psicológicas del capítulo 4 (el reductor de estrés) y del capítulo 6 (el vigorizador), abandonarás el hábito de responder a los estados de malestar interno (distintos al hambre) comiendo. Dado que ambos problemas son primarios y que no están relacionados entre sí, tendrás que utilizar los dos programas de tratamiento.

En el capítulo 4 encontrarás unos cuantos métodos para reducir el estrés y la tensión, incluidos los ejercicios de relajación, las técnicas cognitivas (de pensamiento) y los procedimientos de habituación. Y en el capítulo 6, la manera de construir tu auto-estima y eliminar tu problema de estado de ánimo cambiando tus pensamientos y tu conducta.

Eliminando las dos causas de tu tendencia a alimentarte en exceso —la ansiedad y la depresión— dejarás de comer más de la cuenta y perderás peso. Además, mantendrás la pérdida de peso para siempre, porque habrás llegado al fondo de tu problema de alimentación.

EL TIPO DE COMBINACIÓN REDUCTOR DE ESTRÉS - EVASIVO

Charlotte, que siempre está tensa, evita las situaciones que disparan su estrés o su ansiedad. De forma especial, evita enfrentarse a sus problemas —matrimoniales, con los hijos y laborales— simplemente negando su existencia. Dado que carece de seguridad y de las destrezas necesarias para resolverlos, la idea de manejar directamente sus conflictos le causa una profunda ansiedad. El hecho de no enfrentarse a ellos le permite reducir su ansiedad, al menos a corto plazo.

Charlotte tiene características del perfil reductor de estrés y del evasivo. Es una persona ansiosa, y se pone todavía más ansiosa cuando tiene que enfrentar un problema. Por consiguiente, evita hacerlo, con el fin de reducir sus sentimientos de ansiedad. Pero, por desgracia, esta manera de actuar empeora aún más las cosas, ya que al no darle solución, el problema subsiste sin resolver, lo que todavía le provoca más ansiedad. Y su respuesta a todo esto es ponerse a comer.

En el caso de Charlotte, el perfil reductor de estrés y el evasivo están muy entrelazados. Evita las situaciones de la vida susceptibles de generar estrés a fin de reducir su tensión, pero con ello, lo que hace, de hecho, es mantener y en ocasiones hasta intensificar su ya elevado nivel de ansiedad. Aunque evitar enfrentarse a sus problemas al principio le permite sentirse mejor (ha escapado de tener que afrontar a una situación o un acontecimiento generador de ansiedad), a largo plazo, esta conducta evasiva no hace más que consolidar su ansiedad mediante el refuerzo.

Si eres como Charlotte, probablemente tengas el perfil del reductor de estrés y el del evasivo; ambos son principales, se relacionan e influyen entre si: la ansiedad genera evasión y la evasión mantiene la ansiedad. Para eliminar la sobrealimentación, este perfil combinado debe utilizar los planes de tratamiento para el reductor de estrés y el evasivo.

Si deseas superar definitivamente tu problema de peso, has de aprender a dominar las técnicas para disminuir la ansiedad y la tensión (capítulo 4) y también a afrontar y resolver tus problemas (capítulo 6). De nuevo, será necesario que utilices los dos tratamientos. Pero como la ansiedad te conduce a la conducta evasiva (te hace huir de tus problemas), y la conducta evasiva consolida la ansiedad (evitando enfrentarte a tus problemas mantienes tu ansiedad), debes tratar de forma directa e individual tu nivel general de tensión y tu capacidad de afrontar y resolver situaciones problemáticas generadoras de estrés.

Ahora bien, la conducta evasiva es una estrategia difícil de romper, debido a que su eficacia a corto plazo hace que uno se sienta tentado a continuar utilizándola. Sin embargo, cuando comprendas realmente que, a la larga, evitar tus problemas genera más ansiedad y tensión, te sentirás más motivado para aprender a afrontarlos y resolverlos.

Cuando finalmente aprendas a manejar tu ansiedad y a desarrollar la capacidad de enfrentarte a los problemas, controlarás tu peso, y te convertirás, finalmente, en la persona delgada que mereces ser.

TRATAR TRES O MÁS ÁREAS PROBLEMÁTICAS

A pesar de que los cuatro tipos de perfiles de alimentación combinados que hemos abordado en este capítulo son los más comunes entre la gente con sobrepeso, tal y como he dicho antes, el número de posibles combinaciones de dichos perfiles (de dos, de tres, de cuatro, o incluso de los cinco), es muy amplia.

Por ejemplo, hay muchas personas con sobrepeso que responden tanto al criterio del reductor de estrés como al del vigo-rizador y al del evasivo. Estos individuos comen en exceso en res-puesta a la ansiedad y la depresión, y también utilizan la evasión como un medio para no enfrentarse a sus problemas. Además, para complicar todavía más las cosas, este tipo de combinación múltiple a menudo presenta características de los dos perfiles de alimentación restantes: el comedor impulsivo y el hedonista. Se puede mostrar una alimentación impulsiva y distraída bajo el estrés (comedor impulsivo) y comer por placer cuando se está deprimido (hedonista). Por lo tanto, y aunque con distinta in-tensidad, la gente que entra en esta categoría exhibe conductas características de los cinco perfiles de alimentación.

Afortunadamente, como ya he dicho en el capítulo 1, el nú-mero de perfiles que presentas es independiente de tus probabi-lidades de éxito, que dependen, casi por completo, de tu buena voluntad a la hora de cambiar las conductas y características que te llevan a sobrealimentarte, sin importar cuántas o cuán pocas sean. Para obtener el control permanente de tu peso debes iden-tificar y comprender todos los factores que contribuyen a que te alimentes en exceso. Sólo entonces, cuando los trates a cada uno mediante las técnicas psicológicas apropiadas, estarás en posi-ción de eliminarlos, uno por uno.

Y no olvides que aunque te sobrealimentes por una, dos, tres, cuatro, o incluso las cinco razones, tienes las mismas probabili-dades de acabar controlando tu peso que cualquier otra persona. Aprende tus nuevas destrezas, practícalas religiosamente, ¡y re-coge tus recompensas!

8

Los beneficios psicológicos del ejercicio

Seamos sinceros, la mayoría de nosotros no soportamos hacer ejercicio. Las razones de ello pueden ser distintas —es demasiado aburrido, nos quita demasiado tiempo o exige demasiado esfuerzo—, pero el resultado final es el mismo: las personas con exceso de peso llevan una vida sedentaria.

Por lo general, las discusiones sobre los beneficios del ejercicio se centran en los efectos físicos positivos que se derivan del aumento del nivel de actividad. Para la gente con sobrepeso, se trata principalmente de la relación entre el gasto de energía y la pérdida de peso.

Aunque no existe la menor duda de que el ejercicio puede contribuir a perder peso porque quema calorías, me gustaría ofrecerte un punto de vista diferente de sus ventajas. En este sentido, lo que a mí me interesa son los beneficios psicológicos para la salud que éste genera. Tu bienestar mental, o la falta de él, está directamente relacionado con tu alimentación y tu peso.

Un número sustancial de investigaciones han puesto de manifiesto las ventajas que tiene practicar ejercicio regularmente para la salud mental. El ejercicio reduce el nivel de ansiedad y de tensión, así como los efectos de las tensiones externas, aumenta el nivel de energía, y combate los problemas del estado de ánimo. El tiempo que le dedicas te proporciona, además, un momento sosegado para estar contigo mismo, lo que puede serte muy útil a la hora de resolver problemas (correr, por ejemplo), o brindarte una salida social para relacionarte con otras personas (cuando practicas un deporte).

Básicamente, existen dos tipos de ejercicio: el aeróbico y el anaeróbico. Las actividades aeróbicas son las que aceleran el ritmo cardíaco hasta alcanzar la «zona objetivo» en la que el oxígeno se utiliza de forma muy eficaz. El ejercicio aeróbico estimula los sistemas respiratorio y circulatorio y produce enzimas relacionadas con el metabolismo (quema) de la grasa. Por lo general, para que sea considerada aeróbica, la actividad debe producir un ritmo cardíaco elevado y de forma continuada durante un mínimo de quince minutos. Entre las actividades aeróbicas se incluyen correr, ir en bicicleta, saltar a la cuerda, nadar, jugar al tenis y el esquí nórdico.

Aunque muchos piensan que las actividades aeróbicas son los deportes que hacen sudar y perder el aliento, últimamente han ido ganando popularidad las denominadas actividades aeróbicas de baja intensidad y bajo impacto, que no son tan rigurosas como las clases originales de aeróbic que la gente practicaba hace años.

Las actividades anaeróbicas que, por el contrario, no utilizan el oxígeno ni producen un ritmo cardíaco elevado, o bien son menos exigentes, como pasear lentamente o jugar al golf, o se realizan mediante esfuerzos cortos e intensos, como el levantamiento de pesas o los dobles de tenis.

La mayoría de las investigaciones que se han centrado en los efectos del ejercicio sobre la salud mental se basan en las actividades aeróbicas. Una razón para que sea así es que las actividades aeróbicas accionan la liberación de endorfinas que generan una sensación de bienestar general.

Sin embargo, a pesar de la conexión entre las actividades aeróbicas y las endorfinas, creo que ambos tipos de actividades físicas producen efectos psicológicos positivos. Por ejemplo, el levantamiento de pesas, una actividad anaeróbica, puede aumentar la percepción que el individuo tiene de su propia fuerza, control y valía. Además, resulta sumamente efectiva a la hora de reducir la tensión muscular que produce el estrés.

Personalmente no me decanto por ningún ejercicio en concreto, ya que para mí la clave está en saber relacionar el tipo de ejercicio con cada individuo y en no perder de vista las características de su personalidad y su fuerza y debilidad psicológicas. Es necesario que tu plan de ejercicio sea un plan individualizado, algo muy similar al procedimiento para la pérdida de peso basado en tu perfil de alimentación.

Los rasgos de personalidad del individuo sugieren qué tipo de actividades tienen mayores probabilidades de que las practique durante un extenso periodo de tiempo. Y su fuerza y debilidades psicológicas indican qué tipo de actividades le producirán los mayores beneficios psicológicos.

En este capítulo, encontrarás los tipos de actividades físicas más adecuados para cada uno de los cinco perfiles de alimentación. Te animo, armado con tu nuevo conocimiento, a que desarrolles tu propio plan para alcanzar una buena condición física, un plan hecho especialmente para ti.

EL COMEDOR IMPULSIVO

Los comedores impulsivos son personas activas con un alto nivel de energía. Se aburren con facilidad y, por consiguiente, no toleran los ejercicios repetitivos y monótonos que requieren movimientos lentos. La idea de caminar sobre una cinta deslizante o de hacer ejercicio sobre una bicicleta estática les parece algo «sin sentido» y les aburre muchísimo. Por el contrario, suelen responder mucho mejor a los deportes que requieren un ritmo rápido, que son competitivos, sociales o de equipo, y que tienen una meta muy definida.

Si eres un comedor impulsivo, lo más probable es que la actividad física más beneficiosa para ti sea practicar un deporte. Considera los deportes vigorosos y con un solo contrincante, como el tenis o el squash, o los deportes de equipo, como el baloncesto. Si no estás en forma o eres mayor, quizá prefieras practicar una actividad que precise menos energía, como los dobles de tenis, el golf o un deporte como el voleibol o el softball. Dado que los comedores impulsivos tienden a aburrirse con facilidad, también es una buena idea mezclar las actividades físicas, como jugar al tenis y practicar el golf una vez por semana. Cambiar de vez en cuando de compañeros de juego es asimismo otra buena alternativa.

Greg, un comedor impulsivo sesentón, que jugaba al tenis los fines de semana desde hacía muchos años, después de haber tenido un sobresalto con su salud, se compró una cinta para correr a fin de hacer ejercicio cada día.

No obstante, pese a sus buenas intenciones, el aparato está cogiendo polvo en una esquina de su habitación, ya que esta actividad nada social ni competitiva le resulta demasiado aburrida.

Por lo tanto, para incrementar la frecuencia de su actividad física, lo que le hubiera ido mejor habría sido programar más partidas de tenis (u otro deporte) durante la semana.

Los deportes también son útiles para el comedor impulsivo porque le exigen atención, concentración y, hasta cierto punto, autodisciplina. ¡Y estas son precisamente las conductas que necesita aplicar a su alimentación!

EL HEDONISTA

A los hedonistas les interesa el placer. Por lo tanto, conseguir que hagan ejercicio regularmente no es tarea fácil: sólo lo harán si les resulta placentero.

Y la mayor parte de los ejercicios no lo son (al menos en la forma que el hedonista interpreta esta sensación). Ahora bien, en todo el panorama de la actividad física hay una excepción notable en este sentido: la actividad aeróbica, que, practicada durante el tiempo suficiente —por lo general unos veinte minutos—, permite experimentar una sensación de bienestar generada por la liberación de endorfinas (también conocida como la «embriaguez del corredor»).

El problema reside en que muchos hedonistas no practicarán la actividad aeróbica el tiempo suficiente para experimentar dicha «embriaguez», ya que a pesar de que están motivados por la búsqueda de placer, les cuesta esperar para recibir la gratificación. Necesitan una satisfacción más inmediata, una sensación de bienestar que no tarde en aparecer mientras realizan la actividad o el ejercicio.

Si eres hedonista, lo más probable es que te beneficies y te aficiones a las actividades que resultan atractivas a tus sentidos, es decir, a las que te hacen sentir bien. Si vives en un clima cálido y disfrutas de la sensación del sol o la fragancia de las flores en el aire, la jardinería puede ser tu respuesta. Si la sensación del contacto con el agua te resulta sedante y refrescante, quizás te gustaría practicar la natación. Si disfrutas del paisaje, andar o correr puede ser lo tuyo. Cualquier actividad que te proporcione un «deleite sensual» —ya sea por la vista, el olfato, el tacto o el oído— es una buena elección para ti.

Conozco a una hedonista que vive en un entorno semitropical, y a quien le gusta correr por la playa. El sonido de las olas y la sensación de los rayos del sol en la piel le proporcionan un placer sensorial. Y como disfruta de esta actividad, la practica durante el tiempo suficiente para alcanzar la «embriaguez del corredor», lo que le brinda una recompensa adicional y un incentivo para futuros esfuerzos.

Si eres un hedonista y la actividad te resulta placentera, probablemente la practicarás. El corolario, por supuesto, es que de no ser así, no la harás. Escoger una actividad física que aporte placer a tus sentidos aumenta enormemente la probabilidad de que la conviertas en parte de tu plan diario. Además, te proporcionará una vía alternativa para obtener placer, mucho más saludable para ti que comer en exceso.

EL REDUCTOR DE ESTRÉS

No hay ninguna duda de que el ejercicio desempeña un importante papel a la hora de reducir la tensión y la ansiedad que experimenta el reductor de estrés. La sensación de ansiedad y el pensamiento ansioso pueden disminuir increíblemente con la práctica de determinados tipos de actividad física.

Si eres un reductor de estrés, las actividades aeróbicas te ayudarán a reducir no sólo tu nivel de tensión general, sino también la respuesta fisiológica a las situaciones que generan estrés. La actividad aeróbica reduce la actividad del sistema nervioso autónomo, y también el ritmo cardíaco y el respiratorio.

Cualquier actividad aeróbica que te resulte atractiva funcionará igual de bien. Si no estás acostumbrado a ejercitarte físicamente, quizá puedas empezar por andar. Ve despacio al principio y aumenta la marcha a medida que te acostumbres a ello. Al final, deberías acabar con una marcha enérgica que te proporcione un ejercicio aeróbico.

El levantamiento de pesas —con pesas o con aparatos— es fantástico para reducir la tensión muscular que frecuentemente experimentan los reductores de estrés. Si te concentras en ella cuando aguantes la pesa, y después contrastas esa sensación con el estado relajado o «suelto» de la musculatura después de haberla soltado, obtendrás beneficios similares a los que se consiguen con la relajación muscular profunda (véase capítulo 4).

Como el ejercicio aeróbico y el levantamiento de pesas resultan útiles para reducir los signos físicos de la ansiedad, recomiendo practicarlos avanzado el día —por ejemplo a la hora de comer o antes de cenar— en lugar de hacerlo a primera hora de la mañana. Si los haces después de que las tensiones y apremios del día hayan empezado a afectarte, conseguirás el máximo de beneficios para contrarrestar la ansiedad.

Otra actividad física que resulta muy provechosa para los reductores de estrés es el yoga. Los estiramientos que se realizan en los ejercicios del yoga van muy bien para aliviar la rigidez muscular causada por la tensión. Los aspectos meditativos del yoga son igualmente importantes para limpiar la mente de las preocupaciones y los pensamientos perturbadores que experimentan con frecuencia los reductores de estrés.

Pero hacer un hueco en el horario para estos tres tipos de actividades —ejercicios aeróbicos, levantamiento de pesas y clases de yoga— puede resultar difícil. Si este es tu caso, basa la elección de tus actividades en el tipo de ansiedad que experimentes con mayor frecuencia. Si tienes muchos síntomas de tensión del sistema nervioso autónomo —ritmo cardíaco acelerado o la presión arterial alta, propensión a sudar, agitación, aceleración—, haz que el ejercicio aeróbico forme parte de tu vida diaria. Si la tensión muscular es la manera en que reaccionas al estrés, practica el levantamiento de pesas. Y, por último, si te alteran las preocupaciones y los pensamientos perturbadores, el yoga será tu mejor apuesta.

Algunos reductores de estrés son perfeccionistas o muy sensibles al fracaso. Si muestras cualquiera de estos dos rasgos, no deberías utilizar el deporte como actividad física, ya que la preocupación continua por si lo haces bien o mal anulará la razón para practicarlo, y en lugar de relajarte, te provocará estrés. Además, si una actividad te provoca ansiedad, es posible que dejes de practicarla.

EL EVASIVO

Es un hecho que la mayoría de las personas evasivas no saben hacerse valer y carecen de confianza en sí mismas; por este motivo las actividades físicas pueden desempeñar un papel importante a la hora de ayudarlas a desarrollar un sentido de su propia valía y de autoconfianza.

El levantamiento de pesas y las artes marciales son un tipo de ejercicios muy útiles para ayudar al evasivo a adquirir confianza en sí mismo. Ambas actividades fomentan la sensación de poder y de control y aumentan la percepción psicológica de uno mismo como una persona fuerte y competente.

Con el tiempo, las pesas desarrollan la fuerza y la resistencia de la persona porque se levantan repetidamente y se aumenta su peso de forma gradual. Verse capaz de levantar cada vez más peso, al tiempo que se desarrollan los músculos del cuerpo, ayuda al evasivo a romper con la percepción que tiene de sí mismo como alguien débil e incapaz.

La disciplina mental y física que forma parte de muchas artes marciales (como, por ejemplo, el tae kwon do) a muchos evasivos les resulta beneficiosa, ya que la inseguridad y la indecisión, dos rasgos comunes entre los individuos con este perfil de alimentación, están reñidas con el tipo de conducta que se espera en estas actividades. Por eso mismo, las artes marciales refuerzan increíblemente la confianza.

Uno de los cambios psicológicos más notables que jamás he observado como resultado de la práctica de una actividad física fue el de Ann, una evasiva de toda la vida, que se apuntó a clases de kárate. Pues bien, en cuestión de unos pocos meses, pasó de ser una «mosquita muerta» a convertirse en una «supermujer». A medida que aumentó su habilidad en el kárate, también lo hizo la visión de sus capacidades como persona.

Pero el deporte también puede resultar una actividad física beneficiosa para los evasivos, y sobre todo, el deporte competitivo, ya que les ayuda a adquirir confianza en sí mismos, salvo que perciban que lo hacen mal. Si decides practicar un deporte, asegúrate de que tienes alguna habilidad en esa área y de que lo haces con gente que está a tu mismo nivel. El éxito reside en que te sientas bien contigo mismo y con tus capacidades y no un fracasado.

Por lo tanto, si eres una persona evasiva, el levantamiento de pesas, las artes marciales o un deporte competitivo te ayudarán a desarrollar la confianza que necesitas para enfrentarte a tus problemas. ¡Inténtalo y espera a ver qué pasa!

EL VIGORIZADOR

Es probable que al vigorizador le cueste poner en marcha un plan de ejercicio físico. Dado que los vigorizadores a menudo se sienten cansados y poco motivados, suelen quejarse de no tener ganas de hacer ejercicio. Y como en general son pesimistas, miran con escepticismo el hecho de que el esfuerzo propio del ejercicio les pueda procurar alguna recompensa.

Si eres un vigorizador, lo mejor será que empieces con un ejercicio poco exigente (como andar), y después, con el tiempo, pases a actividades más vigorosas. La meta es que al final llegues a practicar actividades aeróbicas, que son las más efectivas para aumentar las endorfinas: sustancia química del cerebro que mejora el humor y produce un estado de bienestar general.

Lo mejor sería que los vigorizadores hicieran ejercicio por las mañanas, cuando están descansados y activos, ya que si lo dejan para más tarde, para después de haber finalizado las actividades diarias, probablemente se sentirán fatigados, y por consiguiente, habrá muchas posibilidades de que no lo practiquen.

¡Empieza despacio! El mayor obstáculo para los vigorizadores es que comienzan por exigirse demasiado a sí mismos; después se desaniman, y entonces lo dejan del todo. Al principio, será mejor que te marques metas muy fáciles de conseguir, en lugar de otras que sean demasiado difíciles. Será decisivo que obtengas un éxito rápido con tu nuevo programa de ejercicio, ya que, de lo contrario, probablemente lo abandonarás.

Evita los ejercicios físicos en los que puedas percibirte como un «fracasado». Los vigorizadores suelen ser muy críticos consigo mismos y tener una baja autoestima. Si piensas que eres malo en algo o que no estás a la altura de los demás, solo conseguirás empeorar tu problema: tu estado anímico decaerá y comerás más.

Las actividades aeróbicas aumentan la energía y estabilizan el estado de ánimo. Resultan tremendamente útiles para las personas que se encuentran dentro del espectro de la depresión, desde las que sólo tienen síntomas relativamente leves («temperamentales»), hasta los casos más graves y con un diagnostico clínico de depresión. Ayudan a tonificar a los que muestran tendencia al letargo o a la inactividad, y también a los que sufren de fatiga extrema (síndrome de fatiga crónica).

Actividades recomendadas según el perfil de alimentación

Actividad	Comedor impulsivo	Hedonista	Reductor de estrés	Evasivo	Vigorizador
Andar		X	X	X	X
Artes marciales				X	
Bádminton				X	
Béisbol				X	
Calistenia			X		X
Ciclismo		X	X		X
Correr			X		X
Danza		X	X		X
Esquí:					
Acuático		X			
Descenso	X	X			
Nórdico		X	X		X
Golf	X				
Jardinería		X			
Levantar pesas			X	X	
Marcha		X	X		X
Natación		X	X		X
Remo			X		X
Saltar a la cuerda			X		X
Squash	X		X		
Subir escaleras			X		X
Tenis	X		X		X
Voleibol				X	
Yoga			X	X	

Cuando vi a Amy por primera vez me dijo que estaba cansada y decaída la mayor parte del tiempo. Como era una vigorizadora, comía para sentirse mejor, y, por supuesto, acababa sintiéndose peor porque comía demasiado y se engordaba.

Al final la convencí para que iniciase un programa de ejercicio físico y que empezase por andar un poco y sin prisas durante unos cinco minutos. Con el tiempo, incrementó el ritmo de su marcha y la duración de sus paseos. Su energía aumentó cada vez más y descubrió que se sentía menos temperamental que antes.

Hoy, tres años más tarde, Amy es una corredora ávida que participa en maratones locales. Espera con ilusión sus carreras matutinas que, en buena parte, le ayudan a mantener su pérdida de peso: no por las calorías que quema, sino por los efectos psicológicos positivos que esta actividad ejerce en su vida diaria.

El cuadro de la página 193 especifica las actividades más adecuadas para cada uno de los cinco perfiles de alimentación. Examínalo cuidadosamente y después utiliza el modelo «Plan de actividad semanal y registro» para desarrollar y seguir el programa de ejercicio físico para ti.

En la parte superior de tu plan de actividad semanal y registro, enumera tres actividades físicas que quieras hacer durante una semana . Después, en la columna «planeada», marca qué actividades vas a hacer y en qué días. Para comprobar si lo haces bien o no, haz de nuevo una marca en la columna «real» para registrar qué has hecho cada día.

Plan de actividad semanal y registro

Semana del: _____

Actividades

Nº 1: _____

Nº 2: _____

Nº 3: _____

	Planeada				Real		
	Nº1	Nº2	Nº3		Nº1	Nº2	Nº3
Día							
Lunes							
Martes							
Miércoles							
Jueves							
Viernes							
Sábado							
Domingo							

VIVIR ACTIVAMENTE

Estar activo, ya sea porque practicas actividades aeróbicas o anaeróbicas, porque haces realidad tus aficiones, porque te ejercitas con un deporte o porque acudes a un club de salud, es una parte esencial de lo que significa estar vivo.

En mi opinión, si eres una persona sedentaria es prácticamente imposible que goces de una salud mental óptima y una sensación de bienestar general.

La inactividad tiende a acrecentar la ansiedad y la depresión, y como bien sabes, estas emociones son dos de las principales causas que conducen a la sobrealimentación, y son las responsables de los problemas de peso de millones de reductores de estrés y vigorizadores.

Por otra parte, la ansiedad y la depresión son los dos problemas psicológicos más comunes que llevan a los adultos a buscar los servicios de los profesionales de la salud mental. Aunque ciertamente no se puede esperar que el ejercicio, por sí solo, prevenga los problemas de salud mental, sí es posible esperar que disminuya su incidencia. (En este sentido, es similar a la relación que existe entre fumar y las enfermedades cardíacas. Aunque dejar de fumar no garantiza que no se desarrolle una enfermedad cardíaca, indudablemente, disminuye su probabilidad.)

Pero el ejercicio no sólo es beneficioso para la salud mental de los reductores de estrés y los vigorizadores, sino también para la de los otros tres perfiles de alimentación. La práctica de una actividad física ayuda al evasivo a aumentar su confianza en sí mismo; al hedonista le proporciona una vía alternativa y más saludable de obtener placer, y al comedor impulsivo le enseña a centrar su atención y a concentrarse.

En poco tiempo, una vida activa les proporcionará a los cinco tipos de perfiles de alimentación recompensas psicológicas.

9

¡Cuando la dama delgada canta!

Susan no se podía creer que estaba delgada de verdad. Después de haber sido una niña regordeta, una adolescente gorda y una joven obesa, ahora estaba asombrada ante su imagen de mujer atractiva y esbelta que veía reflejada en el espejo.

La pérdida de peso había producido muchos cambios en su vida. Tenía muchas citas, muchos amigos y confianza en sí misma, y se enfrentaba a nuevos retos tanto en el ámbito laboral como fuera de él. Se sentía viva, llena de energía, y esperaba con ilusión todos y cada uno de sus días.

Después de abordar las verdaderas causas que se escondían tras su sobrealimentación, Susan supo que adelgazaría y permanecería delgada. Finalmente, llegó al centro de su problema y eliminó las emociones y las conductas que le obstaculizaban el camino.

Cuando leas este capítulo, si has seguido el plan de tratamiento para tu perfil de alimentación, habrás perdido peso. Las personas que estaban muy gordas, habrán comenzado con buen pie, porque seguro que ya han perdido esos kilos iniciales y están en el camino de alcanzar su peso ideal. Y las que pesaban menos, ya habrán alcanzado su meta.

Perder peso es una experiencia muy positiva. Te brinda una fuerte sensación de poder y de control, y te permite creer que puesto que PUEDES controlar tu alimentación, también puedes manejar con éxito otros aspectos de tu vida.

Recuerdo los sentimientos que experimenté la primera vez que perdí peso, hace veintidós años. Por primera vez en mi vida yo controlaba lo que comía; la comida había dejado de controlarme a mí. No hace demasiado tiempo, cuando dejé de fumar, experimenté la misma sensación de poder; recuerdo que pensé: «¡Si soy capaz de hacer esto, puedo hacer cualquier cosa!».

Dejar algo que adoras, algo que has utilizado repetidamente durante mucho tiempo para abordar la vida, es una tarea difícil. Espero que el enfoque psicológico que contiene este libro te lo haya facilitado. Cuando nos concentrarnos en los factores psicológicos originarios de la sobrealimentación, en lugar de hacerlo en los alimentos que comemos, eliminamos el miedo de la privación potencial que acompaña a los procedimientos más tradicionales para perder peso, como hacer régimen.

De cualquier modo, sé que no ha sido fácil. Enfrentarse a las cuestiones psicológicas que originan tu sobrealimentación supone un trabajo duro, y de alguna manera, resulta más amenazador que centrarse únicamente en lo que comes. Para abordar las cuestiones psicológicas es preciso que examines los pensamientos, los sentimientos y las conductas que forman parte de quien eres.

Pese a ello, has tenido la valentía de afrontar y superar los factores psicológicos que están detrás de tu sobrealimentación. Por eso mereces que te felicite y te elogie.

QUÉ DEBES ESPERAR COMO PERSONA DELGADA

Cuando pierdes peso, suceden muchas cosas maravillosas.

Como ya he dicho, perder peso aumenta notablemente la confianza en uno mismo y da una sensación de poder personal. Después de perder peso experimentarás un aumento de la autoestima y del sentimiento de tu valor personal. Quizá notes que ahora eres capaz de hacer cosas que antes no podías hacer: abordar nuevas responsabilidades y retos en el ámbito laboral, aumentar tus actividades sociales y desarrollar nuevas aficiones e intereses. Si tienes otras conductas de «tipo adictivo» (fumar, beber, etc.), tal vez decidas que éste es el momento de hacerles frente también.

Te sentirás mejor con tu apariencia física. En verano, ya no evitarás ir a la piscina o a la playa porque te da vergüenza ponerte el bañador. Cuando vayas a comprar ropa disfrutarás de ello y no lo temerás (no te desanimarán ni las horrendas luces ni los espejos de los probadores de las tiendas). Te interesarás por la moda y esperarás con ilusión arreglarte, porque te verás tan bien como las personas delgadas que siempre has admirado.

Pero aparte de cambiar la forma en que tú te ves, otras personas también reaccionarán de distinta manera hacia tu nuevo yo delgado. Cuando la gente pierde peso, a menudo descubre que recibe una mayor atención por parte del sexo opuesto. Ya sea porque sienta que está más atractiva y actúe consecuentemente con esta sensación, o porque verdaderamente lo esté, la gente delgada recibe una mayor atención y tiene más oportunidades de que la inviten a salir.

Después de perder peso quizá descubras que «atraes» a más gente, que te resulta más fácil hacer amigos y que hay más personas interesadas en trabar amistad contigo. A partir de ahora te sentirás cómodo con amigos del mismo sexo de cualquier peso, y no sólo con los que están más gordos.

Normalmente, perder peso incrementa el nivel de energía. Descubrirás que estás más activo que antes, que no te cansas con tanta facilidad y que, en general, te tomas la vida con más ánimo. (Esto te interesa: algunas personas comentan que su vida sexual mejora después de perder peso. Esto quizá se deba a que se sienten mejor con su cuerpo o a que tienen más energía y resistencia física.)

Si tu obesidad te causa depresión, cuando pierdas el peso que tienes de más, descubrirás que ya no se te discrimina. La gente dejará de tratarte como si fueses un «ciudadano de segunda categoría» o un monstruo. Ya no se te quedarán mirando fijamente ni te señalarán con el dedo ni susurrarán a tu paso. Querrán rodearte: contratarte, citarse contigo y ser amigos tuyos. Podrás viajar con toda comodidad, sentarte sin problemas en los estrechos asientos de los aviones, y participar en aquellas actividades en las que antes te era imposible hacerlo por tu tamaño y tu falta de aguante físico.

Por último, perder peso tendrá un efecto positivo de suma importancia en tu salud física. Con sólo cuatro o cinco kilos que pierdas, aumentarás tus expectativas de vida y disminuirás el riesgo de tener que hacer frente a los desórdenes y enfermedades tan comunes cuando uno se hace mayor.

En resumen, a las personas que pierden peso les ocurren muchas cosas positivas, algunas de las cuales encontrarás en la siguiente lista. Quizá quieras fotocopiarla y colocarla en algún lugar en el que puedas verla a menudo.

Consecuencias positivas de la pérdida de peso

1. Te sentirás más capaz, como si ahora pudieras hacer cosas que antes no podías.
2. Al aumentar el grado de confianza en ti mismo, abordarás nuevas responsabilidades y apostarás por tu trabajo y tu tiempo libre.
3. Te volverás más sociable e incrementarás tu participación en las actividades sociales.
4. Te sentirás más atractivo. La nueva visión que tienes de ti mismo también la compartirá el sexo opuesto, que ahora mostrará un mayor interés por ti.
5. Si eres obeso, se te abrirán nuevas oportunidades laborales. Dejarás de estar discriminado por tu peso.
6. Tendrás más energía y aguante físico.
7. Mejorarás tu salud física y mental e incrementarás la probabilidad de disfrutar de una vida larga y feliz.

Antes de que acabemos de hablar de las cosas que le ocurren a uno cuando se adelgaza, me gustaría mencionar ciertas reacciones que en ocasiones se producen como consecuencia de todo esto. Es muy posible, o incluso probable, que no te ocurra ninguna de estas cosas, pero creo que merece la pena que te informe de ellas a fin de que puedas estar preparado por si acaso.

En ocasiones, algunas personas que pierden peso experimentan reacciones negativas de la gente que las rodea. Por ejemplo, si tu sobrepeso era exagerado, quizá descubras que tus amigos que no han perdido ni un gramo, y que no se han unido a ti para seguir este programa, se muestran incómodos ante tu presencia. Por lo general esto suele ocurrir porque tu éxito los hace sentirse, comparativamente, unos fracasados. Mirarte a ti, con tu nuevo y esbelto cuerpo, es un recordatorio de que ellos no han alcanzado su objetivo.

También es posible que tu nuevo y delgado yo tenga menos cosas en común con tus amigos con sobrepeso que antes. Al convertirte en una persona delgada, la comida dejará de ser la actividad principal de tu vida. A través de este programa, habrás desarrollado una manera distinta de enfocar la vida y adquirirás nuevos y variados hábitos que no incluirán comer, cambios que no habrán experimentado tus amigos; para ellos, salir a tomar un batido, unas patatas fritas y unas hamburguesas, aún seguirá siendo la actividad perfecta para la noche.

La parte positiva, si manejas la situación de forma apropiada, es que ésta puede ser tu oportunidad para hacer algo verdaderamente maravilloso por tus amigos. ¡Anímalos a que se lean este libro y ayúdales a experimentar el mismo éxito que tú has tenido!

Es posible que algunas personas —familiares, amigos (que no eran verdaderos amigos) y conocidos— se sientan celosas de lo que has conseguido. Quizá se aparten de ti o te critiquen (en cuestiones no relacionadas con el peso). Y llevadas las cosas a un extremo, tal vez intenten sabotearte obstaculizándote el camino con la esperanza de que vuelvas a caer y recuperes el peso perdido.

Si te suceden algunas de estas cosas, lo primero que debes hacer es ver de dónde proceden. Los individuos que responden de este modo a los éxitos de otras personas suelen sentirse, por lo general, infelices e insatisfechos. Tenlo en cuenta, e intenta demostrarles algo de compasión. Si tienen sobrepeso, también pueden ser buenos candidatos para este programa.

Un comentario final: en ocasiones no es la actitud de los demás hacia ti lo que se convierte en un problema, sino tu actitud hacia los demás. A veces, los individuos que han conseguido adelgazar adoptan una actitud altanera, despreciativa, y se consideran «mejores» que otras personas, sobre todo mejores que los individuos que no han triunfado en sus intentos de perder peso.

Si descubres que actúas de este modo, intenta recordar que no hace tanto tiempo tú tampoco eras capaz de controlar lo que comías. ¡Intenta ayudar a los demás para que se beneficien de lo que has aprendido!

El objetivo de mencionar los problemas a los que en ocasiones se tienen que enfrentar las personas que adelgazan, no es desanimarte ni minimizar tu logro. Todas estas consecuencias negativas que he citado son, sencillamente, posibles reacciones hacia tu nuevo yo delgado; quizá nunca te tengas que enfrentar a ellas, pero, de todos modos, debes estar preparado.

Las ventajas de perder peso superan, de lejos, cualquier desventaja que pueda derivarse de ello. Los beneficios que aportará a tu salud mental y física convertirán este cambio, probablemente, en el más importante que harás en tu vida.

EVITAR LAS DERROTAS Y LAS RECAÍDAS

Son centenares las investigaciones que han demostrado que perder peso no es, ni mucho menos, tan difícil como mantenerlo después de haberlo perdido. Con los regímenes tradicionales y otros planes alimentarios, cuando llega el momento de mantener lo que se ha perdido, la recaída no es la excepción sino la regla.

Ahora bien, el riesgo de que tú lo recuperes, es menor que el de la gente que ha perdido peso concentrándose en la comida. A diferencia de los regímenes tradicionales, tu programa de tratamiento te ha enseñado a manejar con eficacia las emociones y las conductas que te llevaban a comer en exceso. Al tratar las razones reales y fundamentales que se escondían tras tu problema de peso, en lugar de la expresión de los síntomas de estos problemas (la sobrealimentación), te has situado en una posición mucho más ventajosa para no recuperarlo.

El problema sólo volverá si dejas de utilizar las técnicas de tratamiento. Como he dicho repetidas veces a lo largo de este libro, tus técnicas de tratamiento están para que las utilices como destrezas durante toda la vida, y no como «arreglos» temporales.

Y, con el tiempo, algunas de estas destrezas se convertirán en tu segunda naturaleza, en verdaderos hábitos. Cuando esto ocurra, ya no necesitarás pensar conscientemente en usarlas: las utilizarás automáticamente siempre que lo necesites.

No obstante, algunos de estos procedimientos no es tan fácil convertirlos en hábitos, y requerirán de tu parte una mayor atención durante un periodo de tiempo más largo. Haz un esfuerzo concertado para no dejar de utilizarlos, mes tras mes, año tras año.

Para que no te cueste tanto, te aconsejo que lleves un registro, con ayuda de la ficha de revisión personal de la página siguiente, que te permitirá detallar la utilización de tus técnicas, sobre todo de las que todavía no se han convertido en hábito.

En la parte superior de la hoja, enumera tres técnicas de las que quieras hacer un seguimiento durante una semana. Después, indica si las has utilizado y señala también el día de la semana en que lo has hecho con una X en la columna que corresponde a cada técnica. (N°1, N°2, N°3).

Con el tiempo, tal vez descubras que tienes un poco oxidado el uso de alguna de ellas, bien porque no la has practicado con constancia o porque no se han presentado demasiadas ocasiones para hacerlo. Si te ha sucedido esto, realiza «sesiones de refuerzo», que son, sencillamente, citas que te programas contigo mismo para repasar o aprender de nuevo una destreza.

Si te decides a hacerlas, dedícales un tiempo y léete de nuevo las indicaciones para utilizar el procedimiento que hayas elegido correctamente. Aborda la destreza como si lo hicieses por primera vez; rellena los cuestionarios y los modelos, y haz los trabajos. Si con anterioridad la aprendiste bien, ahora te sentirás cómodo y capaz de realizarla con mucha más rapidez.

Ficha de revisión personal

Semana del: _____

Técnicas que hay que revisar:

N°1: _____

N°2: _____

N°3: _____

Día	N°1	N°2	N°3	Notas
Lunes				
Martes				
Miércoles				
Jueves				
Viernes				
Sábado				
Domingo				

Otra buena ocasión para realizar las sesiones de refuerzo es cuando percibas que tu nueva forma de vida se puede ver «amenazada». Por ejemplo, si te vas a ir de crucero y sabes que te verás tentado a consumir una comida pesada tras otra, haz unas cuantas sesiones de refuerzo antes del viaje, para «refrescar» las destrezas y poderlas utilizar cuando te enfrentes a la tentación. (Por cierto, muchas de las compañías navieras que organizan cruceros, ofrecen en el menú comidas bajas en calorías. Sencillamente, pídele a tu agencia de viajes que presente la petición por adelantado.)

Quizás también descubras que repasar tus destrezas te resulta provechoso para los momentos difíciles o más cargados de tensión. En estas circunstancias es propio de la naturaleza humana volver a las viejas y familiares maneras de hacer las cosas, sobre todo si todavía hace poco tiempo que acabaste el programa de tratamiento (es decir, tus destrezas son aún relativamente nuevas).

El único modo de evitar los fracasos y las recaídas consiste en continuar utilizando las herramientas psicológicas para tu perfil de alimentación. La revisión personal y las sesiones de refuerzo son dos medios para asegurar tus nuevas destrezas y no caer en las viejas pautas. ¡No desarrolles un falsa sensación de seguridad que te haga creer que ya no necesitas utilizarlas!

Cuando alcances la meta de tu pérdida de peso, no olvides cómo has llegado a ella: trabajando muy duro para cambiar los sentimientos, los pensamientos y las conductas que te obstaculizaban el camino. Continúa haciéndolo y conservarás tu nuevo yo. Lo sé porque, veintidós años más tarde, todavía estoy ahí.

CUANDO LA DAMA DELGADA CANTA

Sé que probablemente necesité una tremenda cantidad de fe y de valor para probar un método de adelgazamiento que no se centrase en la comida. Durante años nos han bombardeado con dietas y modas para perder peso basadas en lo que comemos. Y prácticamente todas ellas transmiten el mismo mensaje: si quieres perder peso, cambia lo que comes.

Bien, cambiamos lo que comíamos, pero aun así no fuimos capaces de perder peso y no recuperarlo. Sabíamos que no era culpa nuestra. La culpa era, más bien, del método para perder peso.

Como has descubierto, la gran mayoría de personas que comen en exceso no tienen sobrepeso por lo que comen (excepto el hedonista). Las causas de su sobrepeso son el *cómo* (sus hábitos alimentarios) y el *por qué* (los disparadores emocionales que les llevan a comer). Pero con regímenes o programas que se centran en la comida, no obtendrán nunca el control de su alimentación ni de su peso.

A diferencia de millones de personas que siguen un régimen en este país, tu puedes conquistar las raíces de tu problema de alimentación. Ahora ya sabes cómo identificar los factores psicológicos que pueden provocarte comer en exceso, y después, cómo tratarlos mediante las técnicas psicológicas de autoayuda específicamente diseñadas para ellos. Si te enfrentas directamente a tus problemas, ganarás.

No es fácil. Mirar hacia tu interior y enfrentarte a ti mismo es algo que muy pocas personas, salvo aquellas que deciden iniciar una terapia, intentan hacer. Y esto es así porque resulta mucho más cómodo centrarnos en lo que comemos, culpar a nuestros genes o buscar excusas médicas que justifiquen la obesidad, que tratar con cosas que, en esencia, se componen de lo que nosotros sabemos que somos.

Yo sé, desde hace mucho tiempo, que el único modo de eliminar para siempre la sobrealimentación es evitar los mitos populares que nos ofrecen, y, por el contrario, utilizar el poder de la ciencia. Ahora tú también lo sabes, y si eres como yo, querrás hablar de ello.

Por favor, envíame un e-mail o escríbeme a la atención de mi editor, Birch Lane Press, con tus historias, tus comentarios y tus preguntas. Me encantará saber de ti y estoy dispuesta a contestarte:

Cynthia G. Last
The Five Reasons Why We Overeat
c/o Birch Lane Press
120 Enterprise Avenue
Secaucus, N.J. 07094
USA
E-mail: CGLast@aol.com

Espero tus historias con ilusión.